Wolfgang Joppig

Gedächtnistraining mit dementen Menschen

Praxisreihe Altenpflege

2. Auflage

Bestellnummer 66100

Bildungsverlag EINS

In der „Praxisreihe Altenpflege" sind erschienen:

- Gedächtnistraining mit dementen Menschen (Bestellnummer 66100)
- Bildungs- und Biografiearbeit (Bestellnummer 66101)
- Gruppenarbeit (Bestellnummer 66102)
- Beschäftigung und Therapie (Bestellnummer 66103)
- Methoden und Medien (Bestellnummer 66104)
- Programme – Feste – Erholung (Bestellnummer 66105)

Die sechs Bände (Bestellnummer 66100–66105) sind in gekürzter Form auch als Gesamtband „Gruppenarbeit mit Senioren" (Bestellnummer 8123) erhältlich.

Haben Sie Anregungen oder Kritikpunkte zu diesem Buch?
Dann senden Sie eine E-Mail an BV66100@bv-1.de
Autoren und Verlag freuen sich auf Ihre Rückmeldung.

www.bildungsverlag1.de

Bildungsverlag EINS
Sieglarer Straße 2, 53842 Troisdorf

ISBN 978-3-427-**66100**-9

Inhalt

Vorwort

Die grauen Zellen zu trainieren – das wird immer beliebter. Es gibt wohl kaum eine Illustrierte, die noch nicht entsprechende Tipps veröffentlicht hat, keine gut sortierte Buchhandlung, die nicht einige entsprechende Titel vorrätig hätte.

Gedächtnistraining scheint eine Art moderner Denksport geworden zu sein und – anders als viele Sportarten – lässt es sich auch im hohen Alter praktizieren.

Unterschiedliche Methoden und Spielformen des Gedächtnistrainings lassen sich auch im Altenpflegebereich anwenden. Dort leben seit Einführung der Pflegeversicherung immer mehr desorientierte, behinderte, depressive und bettlägerige Menschen. Gedächtnistraining macht auch und gerade mit diesen Zielgruppen Sinn.

Dieses Buch soll entsprechende Anregungen für die Arbeit mit Pflegeheimbewohnern geben. Es ist kein Plädoyer für ein strammes Gehirnjogging mit Stoppuhr. Vielmehr geht es darum, das vorhandene Wissen und Erinnerungsvermögen alter Menschen zu aktivieren und ihnen zu helfen, es zu erhalten.

Dieses Buch ist in erster Linie für Gruppenleiter gedacht, kann aber auch in der Betreuung Einzelner verwendet werden. Gegliedert ist es in sechs Themenbereiche:

1 Umgang mit dementen Menschen
2 Gedächtnistraining mit dementen Menschen
3 Literarisches
4 Musikalisches
5 Multisensorische Reize
6 Spiele

Das Interesse an der 1. Auflage meines Buches „Gedächtnistraining mit dementen Menschen“ hat mir gezeigt, dass in diesem Bereich großer Bedarf besteht. Die Kapitel dieser 2. Auflage sind überarbeitet worden.

Im fünften Kapitel „Multisensorische Reize“ wird auch das Kochen vorgestellt. Im sechsten Kapitel finden Sie praxiserprobte Spiele, die sich in der Arbeit mit dementen Menschen bewährt haben.

Besonderer Dank gilt Frau Elke Wohlfahrt und ihren Gruppen (Stiftung Friedehorst, Bremen).

Damit dieses Buch flüssig zu lesen ist, habe ich auf Wortungetüme wie „Pflegeheimbewohner und Pflegeheimbewohnerinnen“ verzichtet. Wenn es sich bei den im Buch erwähnten Menschen nicht ausschließlich um Frauen handelt, wird deshalb die männliche Form verwendet. Selbstverständlich sind immer beide Geschlechter angesprochen.

Wolfgang Joppig
Bremen, im August 2007

1 Umgang mit dementen Menschen

Ziele:

- Die bekanntesten Demenzerkrankungen und ihre Auswirkungen werden vorgestellt.
- Es wird aufgezeigt, wie man dementen Menschen Hilfestellungen zur zeitlichen, räumlichen und persönlichen Orientierung geben kann.
- Notwendige Voraussetzungen für die Gruppenstunden mit Dementen werden genannt.
- Der Umgang mit Störungen im Verlauf der Gruppenstunde wird thematisiert.
- Elf Regeln für partnerschaftliche Gespräche mit dementen Menschen werden vorgestellt.

1.1 Stichwort Demenz

„Demenz" bedeutet übersetzt schwindender „Geist" oder „Verstand".
Es wird zwischen verschiedenen Demenzerkrankungen unterschieden. Die häufigsten sind:
- Demenz vom Alzheimer Typ (DAT)
- Multi-Infarkt-Demenz (MID)

Demenz vom

- Bei der Demenz vom Alzheimer Typ handelt es sich um eine hirnorganische Erkrankung, die schleichend beginnt und unaufhaltsam fortschreitet, mit einer Verlaufszeit von sechs bis zwölf Jahren.
- Es ist ein vorzeitiger Leistungsschwund des Großhirns, der mit Intelligenzabnahme, Verwirrtheit und Ausfällen der Nervenfunktion einhergeht.

- Anfangs ist die Orientierung noch vorhanden, im weiteren Verlauf fällt die zeitliche, dann die räumliche und schließlich die persönliche Orientierung völlig aus.
- Im Spätstadium ist die Gedächtnisleistung stark eingeschränkt; der Kranke verliert sein Altgedächtnis. Im Endstadium sind nur noch Erinnerungsreste vorhanden.
- Als Begleitsymptome der leichten und mittelschweren Alzheimer-Demenz treten häufig Halluzinationen und Wahnvorstellungen auf.

Multi-Infarkt-Demenz

Die Multi-Infarkt-Demenz ist auch unter dem Namen Hirnarteriosklerose bekannt. Es handelt sich um eine hirnorganische Erkrankung. Durch kleine Infarkte an verschiedenen Stellen im Gehirn kommt es schließlich zu einem Intelligenzschwund.

- Infolge von Gefäßanlagerungen kommt es zu Gefäßverschlüssen.
- Die Multi-Infarkt-Demenz kann plötzlich auftreten und verläuft wechsel-, sprunghaft oder episodisch.
- Es kommt zu Störungen der Merkfähigkeit, zum Nachlassen der Aufmerksamkeit und Konzentration.

Verhalten von dementen Menschen

Die wesentlichen Krankheitserscheinungen, auf die man in der Begegnung mit Dementen stößt, sind:

- starke Reduzierung der Merkfähigkeit, des Kurzzeitgedächtnisses,
- aber länger anhaltende Funktionsfähigkeit des Altgedächtnisses,
- Beeinträchtigung von Aufmerksamkeit und Konzentration,
- Störung des logischen Denkens,
- Erkenntnis-, Verstehens- und Sprachstörungen, Wahnvorstellungen und Halluzinationen,
- depressives Verhalten sowie
- Beeinträchtigung der zeitlichen, räumlichen und persönlichen Orientierung. (Vgl. Depping, 2002, S. 17)

Orientierung erleichtern

Mit einfachen Mitteln kann dementen Menschen geholfen werden, sich etwas besser im Alltag zurechtzufinden:

Bei der **zeitlichen Orientierung** hilft eine Tafel mit Wochentag und Datum. Die jeweilige Jahreszeit lässt sich mit entsprechender Tischdekoration symbolisieren, zum Beispiel mit Frühlingsblumen oder Herbstlaub.

Bei der **räumlichen Orientierung** innerhalb eines Heimes kann ein größeres Namensschild mit Foto oder Bild an der Tür behilflich sein. Denn besonders Bilder und Symbole sorgen bei verwirrten Menschen für Wiedererkennungseffekte. Im eigenen Zimmer sind es vertraute Möbel- und Erinnerungsstücke aus der alten Wohnung, die Heimbewohnern das Gefühl vermitteln, dort zu Hause zu sein.

Menschen, bei denen die Demenz schon sehr weit fortgeschritten ist, brauchen zudem **persönliche Orientierung,** um ihre eigene Identität und ihre Lebensgeschichte nicht zu vergessen. Ein Foto mit Namen, Geburtsdatum, Wohnort, Familienbilder und große Spiegel helfen ihnen beim Erinnern.

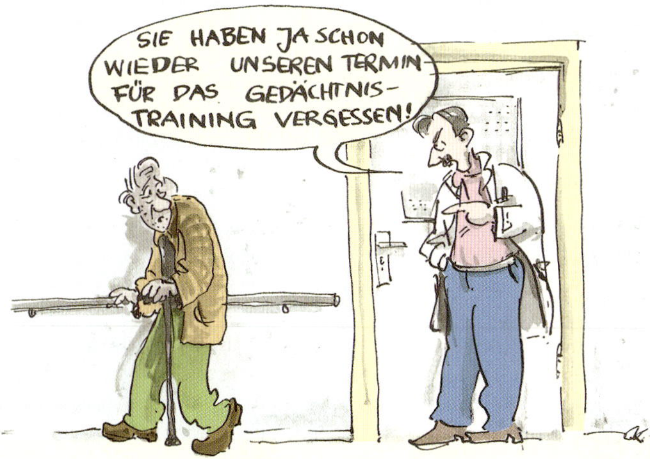
SIE HABEN JA SCHON WIEDER UNSEREN TERMIN FÜR DAS GEDÄCHTNIS-TRAINING VERGESSEN!

1.2 Gruppenarbeit mit dementen Menschen

Verhalten des Gruppenleiters und Rahmenbedingungen

Vertrauensverhältnis:
Entscheidend ist, dass zwischen dem Demenzkranken und dem Gruppenleiter ein gutes Vertrauensverhältnis besteht. Verwirrte Menschen brauchen feste Bezugspersonen. Bestimmte Menschen regelmäßig wiederzusehen erleichtert es ihnen, sich im Alltag zurechtzufinden.

Interessen:
Der Gruppenleiter sollte möglichst die Interessen und Fähigkeiten der Teilnehmer seiner Gruppe kennen.

Ziel:
Es kommt bei der Gruppenarbeit nicht auf das perfekte Ergebnis an, sondern auf das gemeinsame Tun und Erleben.

Konzentration:
Demente und hochbetagte Personen verfügen meist über eine geringe Konzentrationsfähigkeit, daher sollte man sie nicht überfordern, weder was die Länge der einzelnen Programmpunkte, noch was die Länge des Gruppentreffens angeht. Die Gruppenstunde sollte nicht länger als 45 bis 60 Minuten dauern. Setzen Sie sich und Ihre Gruppenteilnehmer nicht unter Druck, alle Übungen durchführen zu müssen.

Rituale:
Für desorientierte Menschen sind Rituale zur örtlichen und zeitlichen Orientierung hilfreich. Dazu gehören: gleicher Veranstaltungsraum, pünktlicher Beginn und Schluss, herzliche Begrüßung und Verabschiedung.

Harmonie:
Eine wichtige Voraussetzung ist eine harmonische Atmosphäre sowohl innerhalb der Gruppe als auch im Gruppenraum. Die Heimbewohner sollten sich gegenseitig akzeptieren. Ein freundlich gestalteter Gruppenraum mit ansprechender Tischdekoration trägt zum Wohlbefinden bei.

Sicherheit:
Im Gruppenraum sollte es hell genug sein. Stolperfallen und andere Gefahrenquellen sollten vermieden werden.

Spannungsbogen:
Bauen Sie die Gruppenstunde so auf, dass ein Spannungsbogen entsteht:
- leichte Übungen – zum Beispiel Redewendungen und Sprichwörter und Literarisches (siehe Kapitel 2 und 3).
- etwas schwerere Übungen
- schwere Übungen
- etwas leichtere Übungen
- leichte Übungen

Sinnesreize:
Variieren Sie die verschiedenen Methoden und Spielformen. Arbeiten Sie multisensorisch, das heißt, sprechen Sie viele Sinneskanäle an. Konkret: Viele Teilnehmer freuen sich über den Anblick jahreszeitlich passender Tischdekorationen, die man auch anfassen kann (zum Beispiel Kastanien; Weihnachtsfiguren etc.). Das Hören von Liedern ermuntert zum Mitsingen und auch das Schmecken und Riechen sollte in die Stunde mit einbezogen werden.

Lob:
Vergessen Sie nicht, die Teilnehmer immer wieder zu loben. Das spornt an, stärkt das Selbstwertgefühl und schafft ständig neue, kleine Erfolgsgefühle.

Erfolgserlebnisse:
Erwarten Sie nicht zu viel und freuen Sie sich auch über kleine Fortschritte. Auch Dinge, die Ihnen möglicherweise banal erscheinen, sind für viele demente Menschen von großer Bedeutung und stärken ihr Selbstvertrauen.

Getränke:
Es empfiehlt sich, immer etwas zu trinken anzubieten. Viele ältere Menschen trinken deutlich zu wenig und haben daher zu wenig Flüssigkeit im Körper. Bei dementen Heimbewohnern verstärkt dieser Zustand häufig die Phasen der Verwirrtheit.

Verhalten:
Gedächtnistraining soll Freude machen. Schulmeisterliches Verhalten des Gruppenleiters ist unpassend. Auch wenn die Senioren in Ihrer Gruppe dement sind, sollten Sie als Leiter nicht vergessen, dass jeder Teilnehmer eine Lebensgeschichte mit sich bringt, die viel länger ist als Ihre eigene. Ihre Aufgabe ist es, noch vorhandenes Wissen und Erfahrungen der Senioren zum Vorschein zu bringen.

Schreiben:
Schriftliche Übungen sind mit dementen Menschen oft wenig empfehlenswert. Einige Ältere haben eine Schreibhemmung und möchten sich nicht in der Gruppe blamieren; sei es, weil ihnen manche Schreibweisen entfallen sind, oder weil ihre Hand zu zittrig ist. Zudem lassen sich sehbehinderte, blinde und schlaganfallerkrankte Teilnehmer bei schriftlichen Übungen oft schlecht oder gar nicht einbeziehen.

Vom Umgang mit Störungen

Nur selten verläuft eine Gruppenstunde ohne Störungen: Nicht nur, dass einige Gruppenteilnehmer später in die Gruppenstunde kommen oder gebracht werden und früher wieder gehen müssen oder abgeholt werden. Das ist zwar lästig, aber es lässt sich schwer vermeiden. Es sind vor allem folgende Situationen, die immer wieder vorkommen:

Eine Teilnehmerin fängt plötzlich an zu weinen. In diesem Moment gibt es nichts Wichtigeres, als sie zu trösten und zu beruhigen. Oft reichen Worte nicht aus. Streicheln oder In-den-Arm-Nehmen kann hilfreich sein.

Auf keinen Fall sollten Senioren dazu überredet werden, in die Gruppenstunde zu gehen. Wenn sie es nicht freiwillig und gern tun, sollte man in keinem Fall erzwingen. Sonst kann Folgendes passieren: Die betroffene Person ist unruhig, versucht, die Aufmerksamkeit auf sich zu lenken, redet dauernd oder bittet darum, zur Toilette begleitet zu werden. Das ist für den Gruppenleiter dann schwierig, wenn er häufig alleine ist und die Gruppe nicht unbeaufsichtigt lassen kann.

Einer Gruppenteilnehmerin fällt mitten in der Gruppenstunde ein, dass sie ihre Uhr vergessen hat. Dieses Versäumnis lässt ihr keine Ruhe: Für sie gibt es nichts Wichtigeres, als zu überlegen, wo ihre Uhr wohl sein könne. Zunächst beruhigt die Leiterin sie. Das hat die Heimbewohnerin aber sofort wieder vergessen und bald fragt sie wieder nach ihrer Uhr. Wieder beruhigt die Leiterin sie, etwas später wird sie von den anderen Gruppenteilnehmern getröstet. Es hilft nichts: Nach einer Weile geht die Teilnehmerin auf die Suche nach ihrer Uhr, die sie dann endlich in ihrem Zimmer wiederfindet.

1.3 Elf Regeln für partnerschaftliche Gespräche mit dementen Menschen

1. Blickkontakt in der Gruppe und im Einzelgespräch sind zwischen den Gesprächspartnern sehr wichtig, um Verunsicherungen vorzubeugen.
2. Der demente Mensch muss spüren, dass er als Mensch geachtet wird. Sein Gesprächspartner sollte genau überlegen, was und wie er etwas sagt. Sein Denken und Handeln müssen übereinstimmen.
3. Viele ältere Menschen sind schwerhörig, daher sollte man langsam, laut und deutlich sprechen.
4. Am Gesichtsausdruck ihrer Gesprächspartner können Sie oft ablesen, ob Sie verstanden wurden.
5. Es empfiehlt sich, einfache Sätze zu benutzen, denn die Aufnahmekapazität ist bei dementen Personen begrenzt.
6. Fragen mit „warum" und „weshalb" sollten vermieden werden. Somit setzt man den dementen Menschen nicht der Peinlichkeit aus, auf die Fragen keine Antworten zu wissen. Besser und klarer ist es, einfache Fragen zu stellen, die mit „was", „wo" oder „wie" beginnen.
7. Warten Sie mit Geduld auf eine Reaktion, ohne gleich nachzuhaken.
8. Vorhandenes Wissen und Fähigkeiten sollten immer wieder abgerufen werden. Das stärkt das Selbstwertgefühl und schafft Erfolgserlebnisse.
9. Dagegen wird der demente Mensch die Konfrontation mit seinen Defiziten als schmerzlich und kränkend empfinden.
10. Gesprächsthemen sollten möglichst biografische Bezüge haben. Das setzt natürlich zumindest grobe Kenntnisse des Gruppenleiters über die Lebensgeschichte seiner Gruppenteilnehmer voraus.
11. Körperkontakt kann sehr hilfreich sein. Insbesondere, wenn ein Gruppenteilnehmer verunsichert oder traurig ist, kann ein Händestreicheln oder In-den-Arm-Nehmen Wunder wirken.

Hinweise für die Praxis

„Die Kranken sind unsere Lehrmeister". Dieser Satz stammt von Friedrich von Bodelschwingh (1831-1910), einem evangelischen Pfarrer, der im 19. Jahrhundert die Betheler Anstalten, heute eine der größten Sozialeinrichtungen Deutschlands, gründete.
Dieses Zitat ist auch heute noch ein gutes Motto für die Arbeit mit dementen, kranken und behinderten Menschen. Es ist erstaunlich, wie viele von ihnen mit großer Geduld Nachteile im Alltag hinnehmen und Schmerzen ertragen.
Damals wie heute gilt es, mit diesen Menschen verständnisvoll und partnerschaftlich umzugehen – andererseits aber die noch vorhandenen Fähigkeiten zu wecken und zu fördern.

Fragen zur Vertiefung

1. Beschreiben Sie die Demenz vom Alzheimer Typ und die Multi-Infarkt-Demenz sowie ihre Auswirkungen.
2. Nennen Sie wichtige Voraussetzungen zum Gelingen einer Gruppenstunde mit dementen Menschen.
3. Wie sollten Gespräche mit dementen Personen geführt werden?

Zusammenfassung

1. Der demente Mensch braucht, wie wohl jeder andere auch, die Wertschätzung anderer Menschen.
2. Vorhandenes Wissen und Fähigkeiten sollten immer wieder abgerufen werden. Das stärkt das Selbstwertgefühl und schafft Erfolgserlebnisse.
3. Fragen, die mit „warum" oder „weshalb" beginnen, sollten vermieden werden, stattdessen empfiehlt es sich, einfache Fragen zu stellen, die mit „was", „wo" oder „wie" beginnen.
4. Körperliche Gesten können hilfreich sein: Die Hand zu berühren, über die Schulter oder den Rücken des alten Menschen zu streicheln, schafft oft ein Gefühl von Vertrautheit und Geborgenheit.

2 Gedächtnistraining mit dementen Menschen

Ziele:

- Vier Ebenen des Erinnerns werden beschrieben.
- Die einfachsten Spielformen des Gedächtnistrainings werden mit Beispielen aus der Praxis vorgestellt:
  > Redewendungen und Sprichwörter
  > Beschreibung von verballhornten Sprichwörtern
  > Rätsel und Scharaden
  > Teekessel und Scherzfragen
- Die Leitsätze beim Gedächtnistraining sollen dem Leiter Hilfestellungen zur eigenen Reflexion geben.

Bereits 1978 forderte der Neurowissenschaftler Frederic Vester in seinem Buch „Denken, Lernen, Vergessen", man müsse „den Lernstoff über möglichst viele Eingangskanäle anbieten, einprägen und verarbeiten" (Vester, 1991, S. 142).

2.1 Ebenen des Erinnerns

Es wird zwischen

- Altgedächtnis,
- Langzeitgedächtnis,
- Kurzzeitgedächtnis und
- Ultrakurzzeitgedächtnis

unterschieden.

1. Das *Altgedächtnis* bezieht sich auf persönliche und biografische Ereignisse vor allen Dingen aus der Kindheit und Jugendzeit. Sich daran zu erinnern, fällt Älteren – auch desorientierten Personen – relativ

leicht: Sie können sich oft präzise an bestimmte für sie wichtige Geschehnisse aus der Zeit erinnern, die im Alter zwischen vier und 20 Jahren passiert sind. Auch das Erlernte aus der Schulzeit ist bei Bedarf abrufbar.

2. Das *Langzeitgedächtnis* ist ebenfalls sehr ausgeprägt und bezieht sich auf die weit zurückliegende Vergangenheit und Zeitgeschichtliches. Für den älteren Menschen sind oft einschneidende, historische Ereignisse prägend, z. B. Kriegserlebnisse, Flucht und Vertreibung.

3. Beim *Kurzzeitgedächtnis* denkt man eher an Ereignisse in der jüngsten Vergangenheit. Selbst Jüngeren fällt es schwer, sich daran zu erinnern, wenn sie gefragt werden, was sie vorgestern gegessen haben. Es müsste schon ein außergewöhnliches Essen gewesen sein, an das man gerne zurückdenkt. Das Kurzzeitgedächtnis sollte ständig trainiert werden, wobei häufige Wiederholungen dem Gedächtnis – nicht nur bei älteren Menschen – zugute kommen.

4. Das *Ultra-Kurzzeitgedächtnis* ist auf die unmittelbare Gegenwart bezogen. Beispiel: Versuchen Sie sich eine Telefonnummer zu merken und diese nach 20 Sekunden zu wiederholen. Dieses „Gehirnjogging" fällt vielen schwer und muss ständig trainiert werden. Die meisten älteren Menschen haben mit dem Ultra-Kurzzeitgedächtnis erhebliche Schwierigkeiten.

2.2 Redewendungen

Redewendungen sind hochbetagten und desorientierten Mitmenschen seit ihrer Kindheit bekannt und im Altgedächtnis gespeichert. Sie wurden und werden immer wieder benutzt, um etwas zu verdeutlichen.

Es empfiehlt sich, eine Gruppenstunde mit ganz einfachen Redewendungen zu beginnen: In der sogenannten Anwärmphase braucht nur ein Wort ergänzt zu werden. Oft ist es das Gegenteil von dem erstgenannten Wort, zum Beispiel „arm und ... reich".

Gruppenleiter sagt:	Teilnehmer ergänzen:
Alt und	jung
Auf und	ab
Hell und	dunkel
Hin und	her
Kurz und	lang (oder auch klein oder gut)
Lang und	breit (oder kurz)
Drunter und	drüber
Für und	wider
Weit und	breit
Krumm und	schief
Rein und	raus
Rauf und	runter
Dick und	dünn (oder Doof)

Wenn „Dick und Doof" fällt, erinnern sich vielleicht noch einige Teilnehmer an die Filme von „Dick und Doof" aus den vierziger Jahren. Hier wäre ein biografischer Einstieg möglich. Eine mögliche Frage an die Gruppe: Erinnern Sie sich noch an einen Film mit Dick und Doof oder vielleicht an eine ganz bestimmte Szene?

Nach diesem kurzen Einstieg haben die meisten Teilnehmer das Gefühl, gut mitmachen zu können. Das ermutigt sie, sich auch bei schwierigeren Aufgaben zu beteiligen.

In der ersten Übung werden die Redewendungen nicht erklärt oder gedeutet, weil sie allgemein verständlich sind.
Bei den folgenden Redewendungen handelt es sich um Beschreibungen, die der Hörer deuten soll. Wenn die Teilnehmer keine Antwort wissen, wiederholen Sie die Redewendung.

Hilfreich kann es sein, eine Situation zu beschreiben, auf die diese Redewendung zutrifft. Fragen und Äußerungen brauchen nur ergänzt zu werden.

Gruppenleiter sagt	Teilnehmer ergänzen	Deutung und helfende Beispiele
Mit Haut und	**Haar**	Ganz und gar, restlos. **Beispiel:** Wie fraß der Wolf Rotkäppchens Großmutter auf?
Mit Ach und	**Krach**	Mit Mühe und Not, noch gerade so. **Beispiel:** Wie erreicht so mancher den Zug?
Mit Leib und	**Seele**	Mit Begeisterung. **Beispiel:** Er ist mit großer Begeisterung bei der Sache.
Das ist gang und	**gäbe**	Allgemein üblich. **Beispiel:** Bestimmte Sitten und Gebräuche sind allgemein üblich.
Ohne Saft und	**Kraft**	Ohne Schwung. **Beispiel:** Das, was einem da geboten wurde, war ziemlich lahm und lief ohne Schwung ab.
Das geht mir durch Mark und	**Bein**	Einen Schrecken bekommen. **Beispiel:** Als ich sah, wie schlecht es ihm geht, da habe ich ... einen Schrecken bekommen.
Hinter Schloss und	**Riegel**	Im Gefängnis sein. **Beispiel:** Oft genügt es, mit den gespreizten Fingern ein Gitter zu bilden und es vor die Augen zu halten.
Gift und	**Galle spucken**	Sehr wütend und ausfallend werden. **Beispiel:** Als er merkte, dass man ihn betrogen hatte, wurde er sehr wütend und ausfallend.
Geschniegelt und	**gebügelt**	Sich besonders fein anziehen oder frisieren. **Beispiel:** Für dieses Ereignis hatte sie sich besonders herausgeputzt/fein angezogen und frisiert.

In Reih und	**Glied**	Ganz streng geordnet. **Beispiel:** Beim Militär standen sie alle ganz streng geordnet.
Knall auf	**Fall**	Ganz plötzlich, unerwartet. **Beispiel:** Er verließ seine Frau ganz plötzlich.
Klipp und	**klar**	Unmissverständlich, deutlich. **Beispiel:** Manchmal ist es notwendig, deutlich und unmissverständlich seine Meinung zu sagen.

2.3 Sprichwörter

Sprichwörter sind oft Volksweisheiten, die Sachverhalte und Einsichten bildhaft ausdrücken.

Die folgenden Sprichwörter sollen von den Teilnehmern ergänzt werden. Die Volksweisheiten sind in ihren Aussagen sehr klar und deutlich und brauchen nicht weiter erklärt zu werden. Von frühester Kindheit an sind diese Sätze dementen und hochbetagten Menschen bekannt.

Gruppenleiter sagt:	Teilnehmer ergänzen:
Morgenstund hat	Gold im Mund.
Reden ist Silber,	Schweigen ist Gold.
Eine Schwalbe	macht noch keinen Sommer.
Den Letzten	beißen die Hunde.
Mit Speck	fängt man Mäuse.
Was Hänschen nicht lernt,	lernt Hans nimmermehr.
Kommt Zeit,	kommt Rat.
Bescheidenheit ist eine Zier,	doch weiter kommt man ohne „ihr".
Alte Liebe	rostet nicht.
Liebe macht	blind.

Gruppenleiter sagt:	Teilnehmer ergänzen:
Ein blindes Huhn	findet auch mal ein Korn.
Was ich nicht weiß,	macht mich nicht heiß.
Was Du nicht willst, das man Dir tu,	das füg auch keinem anderen zu.
Mit dem Hute in der Hand	kommt man durch das ganze Land.
Glück und Glas,	wie leicht bricht das.
Eigner Herd	ist Goldes wert.
Wer die Wahl hat,	hat die Qual.
Im Dunkeln ist	gut munkeln.
Bei Nacht sind	alle Katzen grau.
Quäle nie ein Tier zum Scherz,	denn es fühlt wie Du den Schmerz.
Wie die Alten sungen,	so zwitschern auch die Jungen.
Müßiggang ist	aller Laster Anfang.
Wie man in den Wald hineinruft,	so schallt es heraus.
Ehrlich währt	am längsten.
Hoffen und Harren	hält manchen zum Narren.
Ende gut,	alles gut.

Etwas schwerer sind die folgenden Übungen. Die Sprichwörter sollen ergänzt und zusätzlich gedeutet werden. Manchmal bieten sich weitere übergreifende Fragen zum Thema an.

Gruppenleiter sagt	Teilnehmer ergänzen	Deutung und helfende Beispiele
Der Apfel fällt nicht **Frage:** Was meinen Sie: Ist das positiv oder negativ gemeint?	**weit vom Stamm.**	Eigenschaften von Menschen vererben sich. (Es sind oft die negativen Eigenschaften eines Menschen gemeint.)
Handwerk hat **Frage:** Ist das heute auch noch so?	**goldenen Boden.**	Wer ein Handwerk erlernt, kann gut verdienen.

Gruppenleiter sagt	Teilnehmer ergänzen	Deutung und helfende Beispiele
Es ist nicht wie bei	**armen Leuten.**	Es ist genug da, der Vorrat ist groß genug.
Neue Besen kehren **Frage:** Wissen Sie, wie das Sprichwort weiter geht?	**gut, ...** **aber die Alten** **kennen die Winkel.**	Wer eine Arbeit beginnt, macht diese mit viel Schwung und Eifer. Bei allem Elan, den die Jüngeren mitbringen, sollte man auf die Meinung und Erfahrung der Älteren nicht verzichten.

2.4 Verballhornte Sprichwörter

Darunter versteht man Redewendungen, die falsch wiedergegeben werden. Im 16. Jahrhundert lebte in Lübeck ein Buchdrucker namens Balhorn. Er sollte neue Auflagen des Stadtrechts drucken, die jedoch sehr fehlerhaft –„verschlimmbessert"– ausfielen.

Verballhornte Sprichwörter kann man selbst formulieren, indem man Fehler einbaut. Demente und hochbetagte Menschen lieben diese Übungen.

Verballhornte Sprichwörter:	So heißt es richtig:
Aller Anfang ist leicht.	Aller Anfang ist schwer.
Es ist nicht alles Silber, was scheint.	Es ist nicht alles Gold, was glänzt.
Man soll am Tag und nicht am Abend toben.	Man soll den Tag nicht vor dem Abend loben.
Neue Liebe rastet nicht.	Alte Liebe rostet nicht.
Nachsicht ist der Vater der Porzellankiste.	Vorsicht ist die Mutter der Porzellankiste.
Wenn Du noch einen Vater hast, dann sei zufrieden.	Wenn Du noch eine Mutter hast, so danke Gott und sei zufrieden.
Pech im Glück – Spiel in der Liebe.	Pech im Spiel – Glück in der Liebe.
Große Geschenke erhalten die Feindschaft.	Kleine Geschenke erhalten die Freundschaft.
Die gute neue Zeit.	Die gute alte Zeit.

Diese Übung können Sie mit einer Frage beenden, die die Senioren zum Gespräch einlädt: War die alte Zeit wirklich so gut?
Etwas schwieriger wird es, wenn man Teile von zwei Sprichwörtern miteinander verbindet.
Die Aufgabe besteht nun darin, beide vollständigen Sprichwörter zu nennen. Es fällt relativ leicht, den zweiten Teil eines Sprichwortes zu ergänzen. Schwieriger ist es dagegen zu erraten, wie das Sprichwort anfängt.

Verballhornte Sprichwörter:	So heißt es richtig:
Guter Rat rostet.	Guter Rat ist teuer. Wer rastet, der rostet.
Ein Unglück ist aller Laster Anfang.	Ein Unglück kommt selten allein. Müßiggang ist aller Laster Anfang.
Geduldige Schafe finden auch mal ein Korn.	Geduldige Schafe gehen viele in einen Stall. Ein blindes Huhn findet auch mal ein Korn.
Wenn's dem Esel zu gut geht, dann kommt er durch das ganze Land.	Wenn's dem Esel zu gut geht, dann geht er auf dem Eis tanzen. Mit dem Hute in der Hand kommt man durch das ganze Land.
Schadenfreude kommt vor dem Fall.	Schadenfreude ist die schönste Freude. Hochmut kommt vor dem Fall.
Freunde in der Not sind alle im gleichen Boot.	Freunde in der Not gehen hundert auf ein Lot. Wir sitzen alle in einem Boot.

Man könnte diese Übungen beenden mit der Frage: Was heißt das: „Wir sitzen alle in einem Boot?"

Hinweise für die Praxis

Zu Beginn einer Gruppenstunde lassen sich Redewendungen, Sprichwörter oder verballhornte Sprichwörter gut verwenden. Sie sind in der Anwärmphase immer wieder verwendbar und können von Zeit zu Zeit auch wiederholt werden. Das kommt dem nachlassenden Gedächtnis der dementen Menschen und Hochbetagten zugute.

> Insbesondere die verballhornten Sprichwörter können für eine entspannte und lockere Atmosphäre sorgen. Dies ist nötig, wenn man sich an andere Methoden und Spielformen des Gedächtnistrainings wagen will.

2.5 Rätsel

Seit Jahrhunderten macht es Menschen Freude, sich Rätsel auszudenken. Alte Rätsel sind faszinierend: Oft muss man das Symbolhafte enträtseln. Hochbetagte lieben diese Beschäftigung. Auch demente Menschen haben mitunter die Antwort schon parat, wenn die Rätselfrage noch nicht zu Ende gesprochen ist. Denn die Lösungen sind im Langzeitgedächtnis gespeichert. Jüngere haben Schwierigkeiten, das Symbolische dieser Rätsel zu deuten. Viele sind es nicht gewohnt, „um die Ecke" zu denken.

Rätsel:	Lösung und Verfasser/ mögliche Hilfestellungen:
Von Perlen baut sich eine Brücke, hoch über einen grauen See, sie baut sich auf im Augenblicke, und schwindelnd steigt sie in die Höh'. Der höchsten Schiffe höchste Masten ziehn unter ihm, sie selber trug noch keine Lasten und scheint, wenn du ihr nahst, zu fliehn. Sie wird erst mit dem Strom und schwindet, sowie des Wassers Flut versiegt, so sprich, wo sich die Brücke findet, und wer sie künstlich hat gefügt?	Lösung: Der Regenbogen; Gedicht von Friedrich Schiller (1759–1805)
Im Hause mit fünf Stübchen, da wohnen braune Bübchen, nicht Tor noch Tür führen ein noch aus, wer sie besucht, verzehrt das Haus.	Fünf Gehäuse Kerne Falls niemand drauf kommt, summen Sie die Melodie des alten Kinderlieds: „In einem kleinen Apfel ..." Lösung: Apfel

Rätsel:	Lösung und Verfasser/ mögliche Hilfestellungen:
Erst weiß wie Schnee, dann grün wie Klee, dann rot wie Blut, schmeckt allen Kindern gut.	Blühender Kirschbaum Grüne Frucht **Lösung:** Reife Kirsche
Es trägt ein Kleid aus Grün und Weiß, es schaut hervor aus Schnee und Eis, lässt der Wind das Glöckchen schwingen, wird bald der erste Vogel singen.	Eine Blume Sie blüht im Winter. Sie hat kleine Glöckchen. **Lösung:** Schneeglöckchen
Eine Pflanze bin ich und blühe gar prächtig, doch wollt ihr mich brechen, so nehmt euch in acht, ich kann gar fürchterlich stechen.	Es handelt sich um eine Blume; Johann Wolfgang von Goethe hat ein Gedicht über einen Knaben geschrieben: Wie heißt es: Sah ein Knab' ein Röslein steh'n. **Lösung:** Die Rose
Ihr lieben Leute, hab' sieben Häute. Ich schone keinen, bring jeden zum Weinen.	Mit diesem Gemüse haben Haufrauen viel zu tun. **Lösung:** Die Zwiebel
Er hat vier Füße und kann nicht gehen, er wird nie müde und muss immer stehen?	Es handelt sich um ein Möbelstück. **Lösung:** Der Tisch
Kein Anfang, kein Ende, doch schmückt es dir die Hände.	Es ist etwas Rundes. **Lösung:** Der Ring
Es brennt rund ums Haus und brennt doch kein Loch daraus.	Es handelt sich um eine Pflanze. Wenn man sie anfasst, brennt sie. **Lösung:** Brennnessel
Welcher Stein raucht?	Der Schornstein
In einer kleinen Hütte saßen 32 Kameraden ruhig und nett. Sie tranken oft zusammen und aßen, wurden doch nie betrunken und fett.	Mundhöhle Die meisten von Ihnen haben früher alle 32 gehabt, heute wahrscheinlich weniger. **Lösung:** Die Zähne

Bei dem Stichwort „alt" bietet es sich an, sich gemeinsam in der Gruppe Gedanken über das Altsein zu machen. Dabei muss man jedoch aufpassen, dass nicht nur die Schattenseiten des Altseins genannt werden, sondern auch positive Aspekte zur Sprache kommen.

2.6 Scharaden

Der Begriff „la charade“ kommt aus dem Französischen und bedeutet „Silbe“. Bei Scharaden handelt es sich um Silben- oder Worträtsel.

Zwei Wörter sollen erraten werden, die zusammen ein neues Wort ergeben:

Beispiele:	Lösung und mögliche Hilfestellungen:
Mein erstes kommt aus der Kanne, mein zweites aus der Lampe. Das erste muss ziehen, das zweite scheinen, und zusammen hält es ein Getränk warm.	Tee Licht **Lösung:** Teelicht
Wenn's erste fällt, wird's zweite oft gefeiert. Das Ganze, aus dem ersten hergestellt, wird als Wurfgeschoss gefeuert.	Schnee Ball Schnee **Lösung:** Schneeball
Mein erstes ist nicht der Mond, mein zweites nicht unbedingt die Wahrheit, drum bringt mein helles Licht häufig nur Enttäuschung.	Sonne Schein **Lösung:** Sonnenschein
Mein erstes ist nicht wenig, mein zweites ist nicht schwer. Das Ganze lässt dich hoffen, doch hoffe nicht zu sehr.	Gegenteil von wenig: viel Gegenteil von schwer: leicht **Lösung:** vielleicht
Das erste ist aus Fels, das zweite meckert im Stall. Zusammen steht es dann entweder am Sternenhimmel oder klettert in den Alpen umher.	Stein Bock Es handelt sich um ein astrologisches Tierkreiszeichen. **Lösung:** Steinbock

Beispiele:	Lösung und mögliche Hilfestellungen:
Ist der Himmel grau, so fällt	
der erste auf die Erde:	Regen
das zweite quält oft Vieh und Pferde.	Wurm
Das Ganze nach dem ersten wird gesammelt,	
weil es sich damit trefflich angelt.	**Lösung:** Regenwurm
Das erste im Herbst zur Erde schwebt,	Laub
das zweite in manchem Tümpel lebt.	Frosch
Wenn das Ganze klettert auf die Leiter,	
bleibt das Wetter nicht mehr heiter.	**Lösung:** Laubfrosch
Das erste hat neben der Mutter jedes Kind,	Vater
das zweite ist ein übler Mensch.	Mörder
Der erste kann manchmal streng sein,	Vater
den zweiten sucht die Polizei.	Mörder
Zusammen gibt es ein Kleidungsstück, das einem den Hals abschnürt.	**Lösung:** Vatermörder; gemeint ist damit ein Hemdkragen für Herren, den es seit der Biedermeierzeit (1815–1848) gibt.
Das erste hat jeder Mantel, jede Hose,	Taschen
das zweite ist ein kluger Mann, der gut mit Zahlen umgehen kann.	Rechner
Zusammen hilft es dem Schüler bei den Rechenaufgaben.	**Lösung:** Taschenrechner
Nach welcher Stadt im Erzgebirge ich wohl wandere?	Sich selbst in die Hand zwicken und „au" sagen
Wenn du die erste Silbe fühlst, schreist du gewiss die andere?	**Lösung:** Zwickau

Vorgehensweise bei den Scharaden

Für demente und hochbetagte Menschen ist es bei längeren Worträtseln schwierig, das Gehörte sofort aufzunehmen. Oft haben sie das zuerst Gesagte schon wieder vergessen. Gegebenenfalls empfiehlt es sich also, das Silbenrätsel noch einmal langsam, laut und deutlich vorzulesen. Sollten die Teilnehmer die Lösung immer noch nicht wissen, gehen Sie es Satz für Satz ein weiteres Mal durch.

2.7 Teekessel

Das sogenannte „Teekesselspiel" ist der älteren Generation noch von früher bekannt. Es wird ein Begriff gesucht, der zwei oder mehrere Bedeutungen hat. Einfache Teekessel aus der Tier- und Pflanzenwelt sollen dies verdeutlichen:

Gruppenleiter sagt:	Hilfestellungen, die zur Lösung führen:
Er ist aus Metall oder er weckt den Bauern.	Wenn ich mich waschen will, drehe ich den ... auf. Wer kräht früh morgens? **Lösung:** Hahn (Wasserspender oder Geflügel)
Das eine ist ein Kleidungsstück, das andere ein lästiges Insekt, das schwer zu erschlagen ist.	Männer tragen zu besonderen Anlässen einen Schlips oder eine ... zum Anzug. Oder: Wer stört Sie oft beim Mittagsschlaf? **Lösung:** Fliege
Ohne es wären manche Menschen glücklicher, aber ohne es wäre auch eine bestimmte Vogelart blind.	Menschen können schlecht gehen, wenn sie ... unter den Füßen haben. Ohne es können Hennen nicht sehen. **Lösung:** Hühneraugen
Der Schneider braucht sie beim Nähen; sie wächst aber auch an jeder Tanne.	Zum Nähen braucht man eine ... Jede Tanne hat ... **Lösung:** Nadel
Ohne sie gäbe es keine Bücher; sie werden aber auch von Raupen und Würmern gefressen.	Ein Buch besteht aus vielen ... Im Winter hat ein Baum keine .... **Lösung:** Blätter
Sie kann aus Gold oder Porzellan sein; sie kann aber auch mit Perlen verziert sein oder aus Blättern und Zweigen bestehen.	Wird benötigt, wenn Zähne kaputt gehen; besitzt ein König; ist der oberste Teil eines Baums. **Lösung:** Krone
Jedes gezapfte Bier sollte sie haben, sie wächst aber auch im Garten, und jeder Hase hat sie.	Wie nennt man den Schaum des Bieres, den Schwanz des Hasen, und das, was im Garten blüht? **Lösung:** Blume

Gruppenleiter sagt:	Hilfestellungen, die zur Lösung führen:
Mit dem einen macht man Musik, mit dem anderen erhebt sich ein Tier in die Luft.	Wie nennt man ein großes Klavier? Womit fliegen Vögel? **Lösung:** Flügel
Es kann eine Augenkrankheit sein, ein bekannter Mensch oder ein Vogel.	Alte Menschen haben Angst vor dem grauen oder grünen ... Es gibt ein Kinderlied: Amsel, Drossel, Fink und ... Einen berühmten Menschen bezeichnet man auch als ... **Lösung:** Star
Gibt es immer wieder in Zeitungen oder steckt als Tier „sein Schwänzchen in die Höh".	Wie nennt man eine Falschmeldung in der Zeitung? Wie heißt das alte Kinderlied: Alle meine ... (Entchen) **Lösung:** Ente

Die Mischung aus Teekesseln, Lückentexten und Liedersingen hat sich bewährt. Bei den Hilfestellungen lässt man bei den Fragen das fehlende Wort von den Teilnehmern ergänzen: Man legt ihnen praktisch die Antwort bzw. Lösung in den Mund. Das Singen bietet sich bei den dazugehörigen Teekesseln geradezu an. So sprechen Sie einen anderen Sinneskanal an und arbeiten multisensorisch. Wenn die Gruppe Freude an dieser Form des Gedächtnistrainings hat, sollten Sie sich an schwierigere Teekessel wagen.

2.8 Scherzfragen

Scherzfragen sind auch bei Älteren sehr beliebt. Es ist schön, wenn man ihnen mit dieser Form von Gedächtnistraining ein Lachen entlocken kann. Die Antwort auf eine Scherzfrage ist oft einfach und logisch.

Gruppenleiter sagt:	Hilfestellungen, die zur Lösung führen:
Welcher Mann übersteht keinen Sommer?	Denken Sie mal an den Winter. **Lösung:** Schneemann
Welcher Schuss tut auch ohne Kugel weh?	Der Gruppenleiter legt seine Hände ins Kreuz und verzieht sein Gesicht schmerzvoll. **Lösung:** Hexenschuss

Gruppenleiter sagt:	Hilfestellungen, die zur Lösung führen:
Wer trägt eine Brille und kann doch nicht sehen?	Entweder auf die eigene Brille zeigen, oder Satz ergänzen lassen: Man trägt eine Brille auf der ... Lösung: Nase
Wer hat Beine, aber keine Arme?	Auf einen Tisch oder Stuhl zeigen. Lösung: Tisch oder Stuhl
In welchem Wald fällt kein Laub?	Es gibt Laubwälder und ... Lösung: Nadelwald/Nadelwälder
Was ist schwerer: Ein Pfund Federn oder ein Pfund Blei?	Pfund ist Pfund; daher ist beides gleich schwer.
Welches ist der knusprigste Fisch?	Frage an die Damen in der Runde: Was waren Sie, als ihre Kindheit zu Ende ging? Lösung: Ein Backfisch

Hier bietet es sich an, über Freuden, Leid und Hoffnungen der Backfischzeit (früher bezeichnete man den Zeitraum zwischen Kindheit und Jugend so) zu sprechen.

Bei den folgenden Scherzfragen werden ganz besondere Vögel gesucht, die nicht unbedingt Flügel haben:

Gruppenleiter sagt:	Teilnehmer ergänzen:
Gesucht wird ein Vogel, der nicht ins Bett findet.	Manche gehen spät oder erst morgens schlafen, daher nennt man sie auch ... Lösung: Nachteule(n)
So wird auch ein Alleskleber genannt.	Denken Sie an einen Nachtvogel, der schaurig ruft. Lösung: Uhu
Es gibt Menschen, die trinken zu viel. Wie nennt man sie?	Hierbei haben die meisten Teilnehmer Hemmungen, diese Namen zu nennen, helfen Sie, indem Sie jeweils die erste Silbe der Vögel nennen: Blau(meise) Schnaps(drossel) Schluck(specht)

Gruppenleiter sagt:	Teilnehmer ergänzen:
Es gibt noch andere Vogelnamen, die als Schimpfwörter für Menschen verwendet werden. Welche fallen Ihnen ein?	Wie bei den „betrunkenen Vögeln" tun sich Teilnehmer schwer, Schimpfwörter auszusprechen; nennen Sie auch hier jeweils den Anfang vor der Klammer: Dreck(spatz) Nebel(krähe) Hupf(dohle) dumme (Gans) dumme (Pute)
Kennen Sie den vornehmsten Vogel?	Welcher Vogel trägt einen Frack? **Lösung:** Der Pinguin

Scherzfragen sollte man zwischendurch in Gruppenstunden einbauen, wenn sich in der Gruppe Müdigkeit breit zu machen droht. Hier liegt in der Kürze die sprichwörtliche Würze. Demente Personen können allerdings wenig mit „neumodischen" Scherzfragen anfangen. Daher sollte der Gruppenleiter sich vorher genau überlegen, in welcher Zeit der demente Mensch groß geworden ist und was er aus dem Altgedächtnis abrufen kann, beziehungsweise was man bei ihm als bekannt voraussetzen kann.

Hinweise für die Praxis

Sollten die Rätsel, Scharaden, Teekessel oder Scherzfragen nicht so schnell erraten werden, empfiehlt sich folgende Vorgehensweise:

- Lesen Sie die Übung noch einmal langsam, laut und deutlich vor.
- Sollte die Gruppe noch keine Antwort gefunden haben, geben Sie zusätzliche Umschreibungen, die aber noch etwas verschleiert sind.
- Sollte die Gruppe immer noch keine Lösung gefunden haben, geben Sie deutlichere Informationen, sodass dann die Antwort gefunden werden kann.
- Sollten die Teilnehmer nach einer gewissen Zeit die Lösung nicht gefunden haben, geben Sie die Lösung bekannt und erläutern Sie diese.
- Es kann auch vorkommen, dass bei einem Rätsel mehrere richtige Antworten möglich sind. Lassen Sie dies zu und beharren Sie nicht nur auf der Ihnen bekannten Lösung.

2.9 Leitsätze beim Gedächtnistraining

1. Sinnvolle Themenorientierung

Eine Gruppenstunde unter ein Thema zu stellen, ist sinnvoll. Mit unterschiedlichen Methoden und Spielformen lässt sich der Schwierigkeitsgrad steigern.

2. Neues alt verpacken

Ältere Menschen lassen sich häufig nur schwer für Themen begeistern, die ihnen neu und fremd erscheinen. Sie reagieren oft abwehrend – mit Sätzen wie „Das haben wir ja noch nie gehört". Oft hilft es, wenn der Bogen von der Vergangenheit in die Gegenwart gespannt wird. Beispiel: Bei der Einführung des Euro konnte das Thema behutsam eingeführt werden. Zu Beginn stand dabei die Frage: Welche Erinnerungen haben sie an die Währungsreform?

3. Größere Zusammenhänge beschreiben

Beispiel: Geschichtsthemen. Älteren Menschen ist – oft aufgrund negativer Erfahrungen aus der Schulzeit – das Lernen von Geschichtszahlen in schlechter Erinnerung. Es braucht vielfach Überzeugungsarbeit, Senioren begreifbar zu machen, dass die damaligen Ereignisse Auswirkungen bis in unsere Gegenwart haben. Wer sich mit Geschichte befasst, kann sich viele Konflikte auf der Welt erklären und weiß, auf welche Ursprünge diese zurückzuführen sind.

4. Spaß

Bei allem Lernerfolg darf der Spaß nicht fehlen. Beispiel: Auf einmal fällt einem Gruppenteilnehmer zu einem Begriff oder einem Thema eine Anekdote ein. Diese Geschichte sollte dann im Moment Vorrang haben. Auch eine falsche Antwort ruft manchmal Gelächter hervor – und sollte auch vom Gruppenleiter mit Humor behandelt werden.

5. Verbindungen zur Realität herstellen

Beim Gedächtnistraining sollte eine Verbindung zur Gegenwart bestehen. Auch beim Thema Märchen kann eine solche Brücke geschlagen werden. Die Fragen, können sich allgemein auf Märchen beziehen, zum Beispiel: „Was haben uns Märchen heute noch zu sagen?" Aber auch einzelne Märchen können Anknüpfungspunkte sein für übergreifende Fragen – mit Blick auf das Märchen „Hans im Glück" kann der Gruppenleiter zum Beispiel fragen, was Glück eigentlich ist oder was man braucht, um glücklich zu sein.

6. Wiederholungen

Wiederholungen kommen dem Gedächtnis älterer Menschen zugute. Auch Fragen können wiederholt werden, wenn diese im Verlauf einer Gruppenstunde zunächst nicht beantwortet werden konnten.

Fragen zur Vertiefung

1. Beschreiben Sie den Unterschied zwischen Alt-, Langzeit-, Kurzzeit- und Ultrakurzzeitgedächtnis.
2. Welche Methoden und Spielformen des Gedächtnistrainings eignen sich für Altersverwirrte?
3. Welche Möglichkeiten gibt es, eine Gruppenstunde mit Desorientierten multisensorisch zu gestalten?

Zusammenfassung

- In Gruppen sollte der Leiter sensibel mit den biografischen Daten der Teilnehmer umgehen.
- Hilfreich ist es, allgemeine Themen anzusprechen, an denen sich alle Senioren beteiligen können.
- Einfache Methoden und Spielformen des Gedächtnistrainings vermitteln auch Altersverwirrten das Gefühl, dass sie noch etwas wissen und ihre Kenntnisse gefragt sind. Das hebt oftmals ihr Selbstwertgefühl.
- Kontinuierliche Biografiearbeit und regelmäßiges Gedächtnistraining sowie eine vertraute Gruppe schaffen gute Voraussetzungen für gelungene Gruppenstunden.

3 Literarisches

Ziele:

Gedichte, geflügelte Worte, Poesiealbumverse, Bibel- und Märchenzitate sind vielen Hochbetagten bekannt. Wird dieses Wissen abgerufen, weckt dies Erinnerungen und hilft, das Gedächtnis zu trainieren. Zudem stärkt gerade bei dementen Senioren das Selbstbewusstsein, wenn sie das Gefühl haben, sich auf Nachfrage an etwas erinnern zu können.

3.1 Gedichte

Nach dem gruppenpädagogischen Grundsatz „Anfangen, wo die Gruppe steht" sollte man bei den Gedichten beginnen, von denen anzunehmen ist, dass diese während der Schulzeit gelernt wurden.

Gedichte können Erinnerungen und Gefühle hervorrufen. Auch demente Menschen lieben es, die in der Schule gelernten Verse aufzusagen. Das setzt allerdings voraus, dass man von den Teilnehmern erfährt, was sie in der Schule gelernt haben. Selbst das „Lied von der Glocke" von Friedrich von Schiller (1759–1805) mit seinen 425 Versen schreckt die älteren Menschen nicht ab: Sie warten oft geradezu auf ein Zitat, das sie kennen und mitsprechen können. Erstaunlicherweise verhalten sich selbst viele desorientierte Menschen, die sonst sehr unruhig sind, während der gut zwanzig Minuten des Vorlesens und Mitsprechens ganz still. Die ersten Verse können sehr viele noch mitsprechen, später setzen die meisten nur hin und wieder ein. Am bekanntesten sind die folgenden Verse:

Gruppenleiter sagt:	Vers:	Teilnehmer ergänzen:	Vers:
Festgemauert in der Erden	1	steht die Form aus Lehm gebrannt.	2
Von der Stirne heiß	5	rinnen muss der Schweiß.	6

Gruppenleiter sagt:	Vers:	Teilnehmer ergänzen:	Vers:
Errötend folgt er ihren Spuren,	70	und ist von ihrem Gruß beglückt.	71
O, zarte Sehnsucht, süßes Hoffen,	74	der ersten Liebe goldne Zeit.	75
O, dass sie ewig grünen bliebe,	78	die schöne Zeit der jungen Liebe.	79
Drum prüfe, wer sich ewig bindet,	91	ob sich das Herz zum Herzen findet. (meistens wird gesagt: ... ob sich nicht noch was Bess're findet.)	91

Die meisten der älteren Menschen besuchten die Schule oft nur bis zur achten Klasse. In den Zwanziger- und Dreißiger-Jahren fehlte oft das Geld, die Kinder auf weiterführende Schulen zu schicken. Viele kamen bereits mit vierzehn Jahren in die Lehre oder arbeiteten als ungelernte Kräfte. Die Mädchen kamen häufig in einen Haushalt. So blieb nach der Schule wenig Zeit, sich mit Literarischem auseinander zu setzen; die Auseinandersetzung mit den Inhalten der Gedichte kam daher oft zu kurz. Einige ausgewählte bekannte Gedichte auswendig zu lernen – das war hingegen ein fester Bestandteil des Deutschunterrichts. In den meisten Schulbüchern der Zwanzigerjahre sind folgende Klassiker zu finden:

Von Friedrich Schiller (1759–1805) vor allem folgende Gedichte:
- Das Lied von der Glocke
- Die Bürgschaft
- Der Ring des Polykrates
- Die Kraniche des Ibykus
- Der Taucher

Johann Wolfgang von Goethe (1749–1832) ist den Senioren vor allem oft durch folgende Gedichte vertraut:
- Sah ein Knab ein Röslein steh'n
- Ich ging im Walde so für mich hin

Beide Gedichte sind auch als Lied bekannt.

Vertraut sind auch seine Balladen:
- Erlkönig
- Der Zauberlehrling
- Der König von Thule

Ana die Loreley („Ich weiß nicht, was soll es bedeuten") von Heinrich Heine (1797–1856) erinnern sich die meisten als Lied oder als Gedicht.

Als Abendlied bekannt wurde das Gedicht „Der Mond ist aufgegangen" von Matthias Claudius (1740–1815). Sehr beliebt waren auch die Gedichte „Das Schloss Boncourt" und „Die alte Waschfrau" von Adalbert von Chamisso (1781–1838).

Bekannte Gedichte wurden später vertont, zum Beispiel:
- „Das zerbrochene Ringlein: In einem kühlen Grunde"
- „Wem Gott will rechte Gunst erweisen, den schickt er in die weite Welt"

An letzteres Lied erinnern sich die Älteren besonders gern, weil sie auch die verballhornte Version kennen: „... den schickt er in die Wurstfabrik."

Es gab allerdings auch damals regionale Unterschiede, was die Inhalte der Schulbücher anging. Im Norden findet man neben plattdeutschen Gedichten zum Beispiel oft „Herr von Ribbeck auf Ribbeck im Havelland" von Theodor Fontane (1819–1898). Im Osten durfte vor allem „Ännchen von Tharau" von Simon Dach (1605–1659) nicht fehlen. In Südwestdeutschland wurden die Frühlingsgedichte „Er ist's: Frühling lässt sein blaues Band" von Eduard Mörike (1804–1875) und „Frühlingsglaube: Die linden Lüfte sind erwacht" von Ludwig Uhland (1787–1862) auswendig gelernt.

Literaturhinweise

Für den Gruppenleiter sind zwei Bücher eine große Hilfe:
- „Der ewige Brunnen – Ein Hausbuch deutscher Dichtung", gesammelt und herausgegeben von Ludwig Reiners, C. H. Beck, München, 2006.
- Paefgen/Geist/Echtermeyer: Deutsche Gedichte. Von den Anfängen bis zur Gegenwart, 19. Auflage, Berlin, Cornelsen, 2006. Dieses Standardwerk gibt es bereits seit über 120 Jahren. Das Buch ist ständig ergänzt worden und gibt einen guten Querschnitt von der ältesten deutschen Dichtung – dem Hildebrand-Lied – bis zu den Werken der Dichter des 20. Jahrhunderts.

Die Schwierigkeit besteht darin, aus der Fülle von Gedichten diejenigen herauszusuchen, die in den meisten Schulbüchern standen und die gelernt wurden. Das kann regional sehr unterschiedlich sein. Daher kann nicht immer vorausgesetzt werden, dass alle in der Gruppenstunde vorgetragenen Gedichte auch allen Teilnehmern bekannt sind.

3.2 Weihnachtsgedichte

Altvertraute Weihnachtsgedichte werden immer wieder gerne gehört und mitgesprochen. Es gibt ein ganz bestimmtes Repertoire, das die älteren Menschen von ihrer Kindheit her kennen. Die Gedichte wurden zu Hause, in der Schule oder Kirche gelernt.

Die Bedeutung von Weihnachten

Weihnachten wird als Fest der Geburt Jesu begangen. Ursprünglich wurde am 6. Januar, dem Tag der Erscheinung = Ephiphanias, gefeiert. Seit dem vierten Jahrhundert wird es am 24., in einigen Ländern am 25. Dezember gefeiert. Es sind die „geweihten Nächte", die an die Geburt Christi erinnern sollen. Ein Zusammenhang ist auch mit der Wintersonnenwende der Germanen zu sehen: Jesus bringt Licht in die dunkle Jahreszeit, die Tage werden wieder länger. Die verschiedenen Weihnachtsbräuche gehen auf altrömisches und altgermanisches Brauchtum zurück, so die Lichtbräuche, Geschenksitten, Festspeisen und Umzüge. Der Weihnachtsbaum bzw. Christbaum kam im 17. Jahrhundert auf, der Adventskranz erst im 19. Jahrhundert.

Methodische Überlegungen

Besonders die Gedichte und Lieder des 18. und 19. Jahrhunderts sind es, die früher zu Hause und in der Schule gelernt wurden. Diese sind bei vielen älteren Menschen im Langzeitgedächtnis gespeichert und brauchen eigentlich nur abgerufen zu werden. Es ist daher sehr verwunderlich, dass so wenig auf diese „verborgenen Schätze" zurückgegriffen wird. Stattdessen wird immer wieder etwas Neues angeboten, was ältere Menschen – insbesondere desorientierte Menschen – nicht nachvollziehen können.

Immer wieder hört man von Advents- und Weihnachtsfeiern, bei denen nicht mehr die alten Weihnachtslieder gesungen wurden und kein Gedicht von früher dabei war. Dabei bedarf es nur ein wenig Mühe, die Texte zusammenzustellen, die sich für die jeweilige Zielgruppe eignen. Bereitwillig geben die älteren Menschen Auskunft darüber, welche Lieder und Gedichte sie früher gelernt haben und gerne wieder hören und singen möchten.

Hinweise für die Praxis

Für ein gemeinsames Liedersingen ist es notwendig, dass eine Person gut anstimmen kann. Besonders hilfreich ist auch eine instrumentale Begleitung. Unterstützend ist es, die Lieder und Gedichttexte vorher in Großdruck zu kopieren und an die Teilnehmer zu verteilen.

Neben den fast überall bekannten Liedern und Gedichten können zusätzlich auch Texte verwendet werden, die in der jeweiligen Region gebräuchlich sind.

Beispiele für Weihnachtsgedichte

Weihnachten
Markt und Straßen stehn verlassen,
still erleuchtet jedes Haus,
sinnend geh ich durch die Gassen,
alles sieht so festlich aus.

An den Fenstern haben Frauen
buntes Spielzeug fromm geschmückt,
tausend Kinder stehn und schauen,
sind so wunderstill beglückt.

Und ich wandre aus den Mauern
bis hinaus ins freie Feld,
hehres Glänzen, heil'ges Schauern!
Wie so weit und still die Welt!

Sterne hoch die Kreise schlingen,
aus des Schnees Einsamkeit
steigt's wie wunderbares Singen –
o du gnadenreiche Zeit!

Joseph von Eichendorff (1788–1857)

Vom Christkind

Denkt euch – ich habe das Christkind geseh'n!
Es kam aus dem Walde, das Mützchen voll Schnee,
mit gefrorenem Näschen.
Die kleinen Hände taten ihm weh;
denn es trug einen Sack, der war gar schwer,
schleppte und polterte hinter ihm her.
Was drin war, möchtet ihr wissen?
Ihr Naseweis, ihr Schelmenpack –
meint ihr, er wäre offen, der Sack?
Zugebunden bis oben hin!
Doch war gewiss was Schönes drin:
Er roch so nach Äpfel und Nüssen!

Anna Ritter (1865–1921)

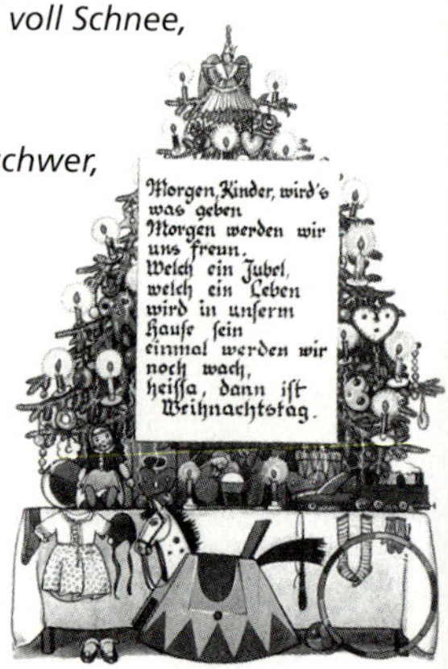
Morgen, Kinder, wird's
was geben
Morgen werden wir
uns freun.
Welch ein Jubel,
welch ein Leben
wird in unserm
Hause sein
einmal werden wir
noch wach,
heissa, dann ist
Weihnachtstag.

Gedicht von Heinrich Hoffmann von Fallersleben (1798–1874)

3.3 Geflügelte Worte

Georg Büchmann (1822–1884) schrieb 1874: „Geflügelte Worte nenne ich solche Worte, welche, von nachweisbaren Verfassern ausgegangen, allgemein bekannt geworden sind und allgemein wie Sprichwörter angewendet werden."

Der neue Büchmann, Geflügelte Worte, 2002, S. 9

Vielen Älteren sind geflügelte Worte bekannt, weil sie sie von Kindesbeinen an immer wieder gehört haben. Bei dieser Übung kann der Gruppenleiter so wie bei den Sprichwörtern verfahren – siehe auch Kapitel 2.3 und Kapitel 2.4. Man nennt die ersten Wörter und lässt den Satz von den Teilnehmern ergänzen. Oft wird zunächst die verballhornte Version genannt, was in der Gruppe immer wieder Gelächter hervorruft. Vielleicht weiß der eine oder andere aber auch das richtige geflügelte Wort und möglicherweise sogar, von wem es stammt und wo man es finden kann. Hier einige Beispiele:

Gruppenleiter sagt:	Teilnehmer ergänzen:	Quelle, soweit bekannt:
Edel sei der Mensch,	hilfreich und gut.	Johann Wolfgang von Goethe (1749–1832) in „Das Göttliche"
Alle Menschen	werden Brüder.	Friedrich von Schiller (1759–1805) Gedicht „An die Freude" vertont im Finale der 9. Sinfonie von Ludwig von Beethoven (1770–1827)
Es kann der Frömmste nicht im Frieden leben,	wenn es dem bösen Nachbarn nicht gefällt.	Friedrich von Schiller (1759–1805) in „Wilhelm Tell" Kapitel 4, Vers 3; sagt Tell zum Flurschützen Stüssi
Ich bin von Kopf	bis Fuß auf Liebe eingestellt.	Lied aus dem 1930 gedrehten Film „Der blaue Engel"; gesungen von Marlene Dietrich (1901–1992), Musik: Friedrich Hollaender (1896–1976)
Das gibt's nur einmal,	das kommt nicht wieder ...	Lied aus dem 1931 gedrehten Film, „Der Kongress tanzt" mit Lilian Harvey und Willy Fritsch; Text: R. Gilbert (1899–1978), Musik: W. R. Heymann (1896–1961)

Das letztgenannte Zitat legt nahe, sich in der Gruppe daran zu erinnern, „was es nur einmal gab und was nicht wiederkommt". Auf solch eine Reise in die Vergangenheit lassen sich demente und hochbetagte Menschen meistens gerne ein.

3.4 Poesiealbumverse

Poesie ist Dichtkunst in Versen. Um 1900 waren die Poesiealben noch schwere Lederbände mit Goldschnitt und geprägten Jugendstilornamenten. Oft wurden sie zur Einschulung, Konfirmation und zum Schulabschluss verschenkt.

Zum Methodischen: Am Schluss einer Gruppenstunde bittet der Gruppenleiter die Teilnehmer, doch ihre – wenn noch vorhandenen – Poesiealben mitzubringen. Denn das Vorlesen aus den Poesiealben der Teilnehmer kann zu einer wunderbaren Reise in die Vergangenheit werden. Häufig kennen die anderen Senioren die Verse auch und können sie mitsprechen; auch das ist eine Form von Gedächtnistraining!

Poesiealbenverse beinhalten unterschiedliche Themenbereiche, hier einige Beispiele:

Charaktereigenschaften

Edel sei der Mensch, hilfreich und gut.

Wer mit dem Leben spielt,
kommt nie zurecht,
wer sich nicht selbst befiehlt,
bleibt immer Knecht.
Beide Verse stammen von Johann Wolfgang von Goethe (1749–1832).

Sich selbst bekriegen,
ist der schwerste Krieg.
Sich selbst besiegen,
ist der schönste Sieg.
Friedrich Freiherr von Logau (1604–1655)

Glauben

Genieße, was dir Gott beschieden,
entbehre gern, was du nicht hast.
Ein jeder Stand hat seinen Frieden,
ein jeder Stand hat seine Last.
Christian Fürchtegott Gellert (1715–1769)

Üb immer Treu und Redlichkeit bis an dein kühles Grab,
und weiche keinen Finger breit von Gottes Wegen ab.
Ludwig Heinrich Christoph Hölty (1748–1776) in:
„Der alte Landmann an seinen Sohn"

Arbeit und Fleiß

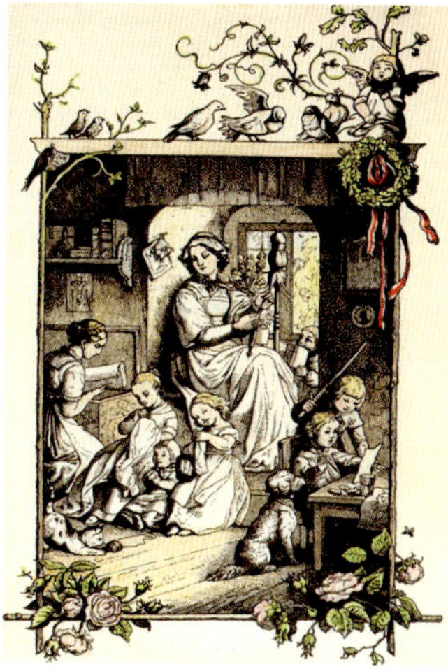

Wer nie sein Brot mit Tränen aß,
wer nie die kummervollen Nächte
auf seinem Bette weinend saß,
der kennt euch nicht, ihr himmli-
schen Mächte.
Johann Wolfgang von Goethe
(1749–1832)

Arbeit ist des Bürgers Zierde,
Segen ist der Mühe Preis.
Ehrt den König seine Würde,
ehret uns der Hände Fleiß.
Friedrich von Schiller (1759–1805) aus
dem „Lied von der Glocke"

Glück

Willst du immer weiter schweifen?
Sieh, das Gute liegt so nah.
Lerne nur das Glück ergreifen;
denn das Glück ist immer da.
Johann Wolfgang von Goethe (1749– 1832)

Will das Glück nach seinem Sinn
dir was Gutes schenken,
sage Dank und nimm es hin
ohne viel Bedenken.
Jede Gabe sei begrüßt,
doch vor allen Dingen:
das, worum du dich bemühst, möge dir gelingen!
Wilhelm Busch (1832–1908)

Freundschaft und Liebe

Freund, so du etwas bist,
so bleib doch ja nicht steh'n,
man muss aus einem Licht
fort in das andre geh'n.
Angelus Silesius (1624–1677)

Dein gedenk ich still erfreut,
selbsten in der Einsamkeit;
ja, im dicksten Publikum
schwebt mein Geist um dich herum.
Wilhelm Busch (1832–1908)

Bescheidenheit

Was frag ich viel nach Geld und Gut,
wenn ich zufrieden bin!
Gibt Gott mir nur gesundes Blut,
so hab ich frohen Sinn.
Johann Martin Miller (1750–1814)

Ich komm, weiß nicht woher,
ich bin und weiß nicht wer,
ich leb, weiß nicht wie lang,
ich sterb und weiß nicht wann,
ich fahr, weiß nicht wohin:
Mich wundert's, dass ich fröhlich bin.
Hans Thoma (1839–1924)

Natur

Leise zieht durch mein Gemüt
liebliches Geläute.
Klinge, kleines Frühlingslied,
kling hinaus ins Weite.
Heinrich Heine (1797–1856)

Fortuna lächelt, doch sie mag
Nur ungern voll beglücken;
Schenkt sie uns einen Sommertag,
So schenkt sie uns auch Mücken.
Wilhelm Busch (1832–1908)

Humorvolles

Wonach du sehnlichst ausgeschaut,
es wurde dir beschieden.
Du triumphierst und jubelst laut:
Jetzt hab ich endlich Frieden.
Ach, Freundchen, werde nicht so wild.
Bezähme deine Zunge.
Ein jeder Wunsch, wenn er erfüllt.
kriegt augenblicklich Junge.
Wilhelm Busch (1832–1908)

Enthaltsamkeit ist das Vergnügen
an Sachen, welche wir nicht kriegen.
Wilhelm Busch (1832–1908)

Hinweise für die Praxis

Das Vorlesen der Verse ist ein guter Anknüpfungspunkt für Gespräche, zum Beispiel darüber, was dem Einzelnen das Poesiealbum bedeutet hat, ob ein bestimmter Spruch jemandem besonders zu Herzen gegangen ist und ihn wohlmöglich durch das Leben begleitet hat. Vielleicht fällt manchem auch auf, dass die eine oder andere Albumweisheit von einst so gar nicht mehr in die heutige Zeit passt.

3.5 Bibelzitate

Der Einfluss der Kirche war früher sehr viel größer als heutzutage. Vieles, was in Schule und Kirche gelehrt und gelernt wurde, ist Älteren im Gedächtnis gegenwärtig. Selbst sehr demente Menschen können oft mühelos noch den 23. Psalm „Der Herr ist mein Hirte ..." lückenlos aufsagen. Sowohl Psalmen als auch Konfirmationssprüche sind oft fest im Altgedächtnis gespeichert und abrufbar.
Aber auch Gebete wie das „Vaterunser" – allerdings in der alten Form – sind noch geläufig. Gerne wird sich auch alter Kindergebete erinnert, die gereimt und rhythmisch sind. Zu erwähnen seien noch die Lieder aus dem Gesangbuch, die häufig beim Unterricht für die Kommunion und Konfirmation gelernt werden mussten. Viele Bibelzitate sind heute Redewendungen, Sprichwörter oder geflügelte Worte. Hier bietet sich wieder das Gedächtnistraining an:

Gruppenleiter sagt:	Teilnehmer ergänzen:
Hochmut	kommt vor dem Fall. (Sprüche Salomo 16, 18)
Der Herr ist mein Hirte,	mir wird nichts mangeln. (Psalm 23)
Befiel dem Herrn deine Wege	und hoffe auf ihn, er wird's wohl machen. (Psalm 37, 5)
Wer Pech angreift,	besudelt sich. (Jesus Sirach 13, 1)
Selig sind die Barmherzigen	denn sie werden Barmherzigkeit erlangen. (Matthäus 5, 7)
Wo euer Schatz ist,	da ist euer Herz. (Matthäus 6, 21)
Der Geist ist willig,	aber das Fleisch ist schwach. (Matthäus 26–41)
Wer unter euch ohne Sünde ist,	der werfe den ersten Stein. (Johannes 8, 7)
Geben ist seliger	denn nehmen. (Apostelgeschichte 20, 35)
Geiz ist	die Wurzel allen Übels. (1. Timotheus 6, 10)
Liebe deinen Nächsten	wie dich selbst. (Galater 5, 14)

Mitunter kennen die Senioren nicht nur die Bibelstelle, sondern auch den Zusammenhang, in dem sie zu finden ist, zum Beispiel die Geschichte von Jesus und der Ehebrecherin, aus welcher der Bibelvers stammt „Wer unter euch ohne Sünde ist, der werfe den ersten Stein".

Bei Gruppen, die vorwiegend aus religiös eingestellten Teilnehmern bestehen, bieten sich zudem Fragen an, die im Zusammenhang mit der Lebensgeschichte der Senioren stehen, zum Beispiel:

- Welches Bibelwort oder welcher Gesangbuchvers hat mich durch mein Leben begleitet?
- Können Sie sich noch an Ihren Taufspruch, Ihr Konfirmations- oder Kommunionswort oder an das Bibelwort zur Trauung erinnern?
- Vielleicht hat der eine oder andere noch eine Urkunde und kann sie zur nächsten Gruppenstunde mitbringen?

Beispiel

Etliche Mitarbeiter in Altenpflegeheimen haben nur einen geringen oder gar keinen Bezug zur Kirche. Jedoch befinden sich in diesen Einrichtungen nicht wenige Menschen, die eine religiöse Bindung haben. Diese Senioren haben oft den Wunsch, dass einmal ein Gebet gesprochen, ein Kirchenlied gesungen oder etwas aus der Bibel vorgelesen wird. Auf die religiösen Bedürfnisse dieser Heimbewohner einzugehen heißt nicht, dass man diese Bedürfnisse zwangsläufig teilen muss.
Mich hat die Anfrage einer Altenpflegerin bei einem Tagesseminar in Dresden sehr bewegt. Sie sagte: „Ich selber bin nicht in der Kirche, habe aber eine Heimbewohnerin, die mit mir gerne den Rosenkranz beten will." Mit einem katholischen Gebetsbüchlein konnte der Altenpflegerin und hoffentlich auch der alten Dame geholfen werden.

3.6 Märchenzitate

Aus frühester Kindheit sind insbesondere die Zitate aus den Märchensammlungen der Brüder Grimm – Jacob Grimm (1785–1863) und Wilhelm Grimm (1786–1859) – bekannt. Man braucht oft nur die ersten Worte eines Zitates zu sagen, schon ergänzen die Senioren den Satz; zum Beispiel aus der Geschichte von Aschenputtel.

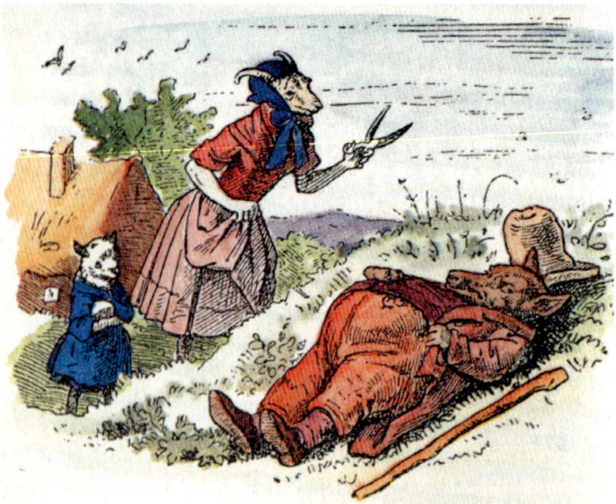

Es war einmal ...

Aschenputtel

Gruppenleiter sagt:	Teilnehmer ergänzen:
Die guten ins Töpfchen,	die schlechten ins Kröpfchen.
Bäumchen,	rüttel' dich und schüttel dich ...
... wirf	Gold und Silber über mich.
Was sagen die Tauben? Ruckedigu ...	ruckedigu, Blut ist im Schuh.
Der Schuh ist	zu klein, die rechte Braut sitzt noch daheim.
Ruckedigu,	ruckedigu, kein Blut ist im Schuh.
Der Schuh ist	nicht zu klein, die rechte Braut, die führt er heim.

Rotkäppchen

Bei diesem Märchen bietet es sich an, die Antworten mit entsprechenden Bewegungen anzudeuten:

Gruppenleiter sagt:	Bewegung:	Teilnehmer ergänzen:
Ei, Großmutter,	(auf die Ohren zeigen)	was hast du für große Ohren?
Dass	(Hände hinter die Ohren legen)	ich dich besser hören kann.
Ei, Großmutter,	(auf die Augen zeigen)	was hast du für große Augen?
Dass	(Hand über der Stirn halten)	ich dich besser sehen kann.
Aber, Großmutter	(den Mund aufreißen)	was hast du für ein entsetzlich großes Maul?
Dass	(Zähne fletschen)	ich dich besser fressen kann.

Hans im Glück

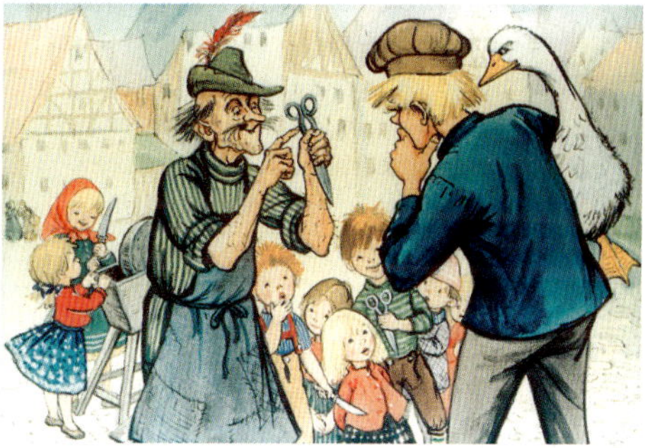
Hans im Glück

Das Märchen „Hans im Glück" bietet sich für Quizfragen besonders gut an:
Eine mögliche Einstiegsfrage lautet: Was bekommt Hans im Glück für seine Arbeit in der Fremde? Der Gruppenleiter lässt die Teilnehmer raten, bis schließlich jemand auf die richtige Lösung kommt: Einen Klumpen Gold. Aber wogegen tauscht er den ein? Hier sind wiederum die Teilnehmer gefragt. Können sie die Tauschgeschäfte nach und nach in der richtigen Reihenfolge benennen? Der Goldklumpen wird gegen ein Pferd, dieses wiederum gegen eine Kuh eingetauscht, die Kuh gegen ein Schwein, das Schwein gegen eine Gans. Diese tauscht Hans im Glück gegen zwei Schleifsteine eines Scherenschleifers ein, die ihm schließ-

lich in den Brunnen fallen. Zum Abschluss dieser Raterunde könnte das Ende der Geschichte vorgelesen werden:

„Hans, als er sie mit seinen Augen in die Tiefe hatte versinken sehen, sprang vor Freuden auf, kniete dann nieder und dankte Gott mit Tränen in den Augen, dass er ihm auch diese Gnade noch erwiesen und ihn auf eine so gute Art und ohne dass er sich einen Vorwurf zu machen brauchte von den schweren Steinen befreit hätte, die ihm allein noch hinderlich gewesen wären. ‚So glücklich wie ich', rief er aus, gibt es keinen Menschen unter der Sonne.' Mit leichtem Herzen ging er nun zu seiner Mutter."

Hinweise für die Praxis

Wie die Beispiele zeigen, sind die genannten Märchen gut geeignete Übungen für das Altgedächtnis dementer Menschen. Die Märchensammlungen der Gebrüder Grimm bieten sich insbesondere an, denn bestimmte Zitate aus diesen Geschichten sind den Senioren seit frühester Kindheit bekannt. Manchen gelingt es sogar noch, sich an die komplette Handlung des Märchens zu erinnern. Besonders gut für pantomimische Darstellungen ist die Geschichte von Rotkäppchen geeignet. Das Märchen von „Hans im Glück" löst hingegen viel Heiterkeit aus, besonders dann, wenn von den Teilnehmern Tiere genannt werden, die in der Geschichte gar nicht vorkommen. Im Anschluss an die Geschichte bietet es sich an, die Frage „Was ist Glück?" zu stellen; dies fördert zum Teil sehr nachdenkenswerte Antworten zutage.

Fragen zur Vertiefung

1. Wozu eignet sich der Einsatz von literarischen Werken in der Altenarbeit?
2. Wie können Sie methodisch bei der Vermittlung von Gedichten vorgehen?
3. Was lösen altvertraute Weihnachtsgedichte und -lieder bei älteren Menschen aus?
4. Warum kommt eine Stunde mit Poesiealbumversen meistens gut an?

Zusammenfassung

1. Es empfiehlt sich, von den Gruppenteilnehmern zu erfragen, welche literarischen Werke sie kennen und welche sie hören möchten.
2. Zur guten Vorbereitung gehört das gründliche Durchlesen der Texte mit Betonungen.
3. Zu Beginn der Gruppenstunde sollte mit den Teilnehmern geklärt werden, ob nur vorgelesen oder auch mitgesprochen werden soll.
4. Auf Wunsch können die Teilnehmer selbst ein Gedicht vortragen.
5. Gut ist es, wenn über die Bedeutung des literarischen Werkes mit der Gruppe gesprochen wird. Das kann sowohl in thematischer Hinsicht geschehen als auch in der Form, dass die Teilnehmer ihre persönliche Beziehung zu dem Text erklären.
6. Der ältere Mensch erfährt eine Aufwertung des Erlernten. Er erfreut sich an Gedichten und Liedern, die ihn ein ganzes Leben begleitet haben.
7. Für das Langzeitgedächtnis ist es gut, wenn „alle Jahre wieder" die alten Gedichte und Lieder in Erinnerung gerufen werden.
8. Auch desorientierte Menschen können mitsprechen und mitsingen. Das schafft Erfolgserlebnisse und trägt zur Steigerung des Selbstwertgefühls bei.

4 Musikalisches

Ziele:

Musik löst nicht nur bei desorientierten Menschen Erinnerungen und oft starke Gefühle aus. Volkslieder sind den meisten bekannt. Küchenlieder kennen die Hochbetagten und die Älteren von ihren Eltern und Großeltern. Operettenmelodien und Schlager vergangener Jahrzehnte werden von vielen Senioren geliebt. In diesem Kapitel wird aufgezeigt, wie sich Musik mit Gedächtnistraining, Biografiearbeit und zeitgeschichtlichen Themen verknüpfen lässt.

4.1 Volkslieder

In Familie, Schule und Kirche wurden früher viele Volkslieder gelernt. Singen ist neben der liebevollen Zuwendung oft der wichtigste und manchmal auch der einzige Zugang zu verwirrten, alten Menschen. Auch wenn sie sonst oft nicht mehr viel von ihrer Umwelt wahrnehmen: Allein das Gefühle, dabei zu sein und die ihnen noch bekannten Melodien mitsingen zu können, ist für sie ein Gewinn.

Auch an Kinderlieder erinnern sich ältere Menschen gern und freuen sich, diese gelegentlich singen zu können.

Und so lässt sich auch mit Volks- und Kinderliedern das Gedächtnis alter Menschen trainieren: Die Gruppenleiterin lässt bei den jeweiligen Liedern den Anfang des Texts von den Teilnehmern ergänzen. Wenn dies gelingt, kann man zunächst die erste Strophe anstimmen. Danach wird man merken, ob die Teilnehmer auch noch die nächsten Verse kennen.

Kinderlieder

Gruppenleiter sagt:	Teilnehmer ergänzen:	Quelle, soweit bekannt:
O, du lieber	Augustin	Melodie: Herbert Rühl
Ringel, ringel	Rose	
In einem kleinen	Apfel	
Die Tiroler	sind lustig	
Ein Männlein	steht im Walde	Heinrich Hoffmann von Fallersleben (1798–1874); das Lied ist zugleich ein Rätsel, in dem die Hagebutte beschrieben wird.
Wer hat die schönsten	Schäfchen	Heinrich Hoffmann von Fallersleben (1798–1874)
Weißt du, wie viel	Sternlein stehen	Wilhelm Hey (1789–1854) aus „Des Knaben Wunderhorn"
Die Blümelein,	sie schlafen	Wilhelm von Zuccalmaglio (1803–1869); Melodie mündlich überliefert
Guten Abend,	gute Nacht	Worte aus „Des Knaben Wunderhorn"; Melodie von Johannes Brahms (1833–1897)
Schlaf, Kindlein,	schlaf	Worte und Melodie aus „Des Knaben Wunderhorn" von Achim von Arnim (1781–1831) und Clemens von Brentano (1778–1842)

Jahreszeitliche Lieder

Frühling

Gruppenleiter sagt:	Teilnehmer ergänzen:	Quelle, soweit bekannt:
Alle Vögel	sind schon da	Heinrich Hoffmann von Fallersleben (1798–1874)
Kuckuck, Kuckuck,	ruft's aus dem Wald	Heinrich Hoffmann von Fallersleben (1798–1874)
Nun will der Lenz	uns grüßen	altes Reigenlied
Jetzt fängt das	schöne Frühjahr an	aus dem Rheinland
Komm, lieber	Mai und mache die Bäume wieder grün	Worte von Christian Adolf Overbeck (1755–1821); Weise von Wolfgang Amadeus Mozart (1756–1791)
Der Mai	ist gekommen	Worte von Emanuel Geibel (1815–1884) und Weise von Justus W. Lyra (1822–1886)
Grüß Gott,	du schöner Maien	aus dem 16. Jahrhundert
Leise zieht durch	mein Gemüt	Worte von Heinrich Heine (1797–1856) und Weise von Felix Mendelssohn-Bartholdy (1809–1847)

Sommer

Gruppenleiter sagt:	Teilnehmer ergänzen:	Quelle, soweit bekannt:
Geh aus, mein Herz,	und suche Freud	Paul Gerhardt (1607–1676); kann man als christliches oder geistliches Volkslied bezeichnen.
Am Brunnen	vor dem Tore	Worte von Wilhelm Müller (1794–1827); Melodie von Franz Schubert (1797–1828)

Gruppenleiter sagt:	Teilnehmer ergänzen:	Quelle, soweit bekannt:
Wem Gott will	rechte Gunst erweisen	Joseph von Eichendorff (1788– 1857); achten Sie darauf: Bei diesem Lied singen die Teilnehmer oft weiter „... den schickt er in die Wurstfabrik".
Sah ein Knab	ein Röslein steh'n	Worte von Johann Wolfgang von Goethe (1749–1832); Melodie von Franz Schubert (1797–1828)

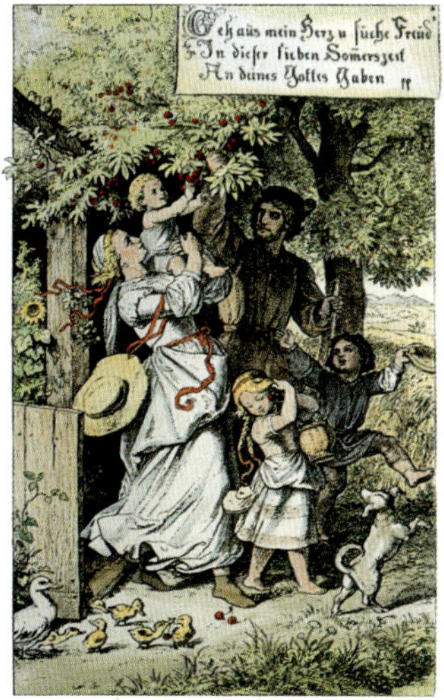
Geh aus mein Herz u suche Freud
In dieser lieben Sommerszeit
An deines Gottes Gaben

Geh aus mein Herz und suche Freud: Holzschnitt von Ludwig Richter

Herbst und Winter

Gruppenleiter sagt:	Teilnehmer ergänzen:	Quelle, soweit bekannt:
Bunt sind schon	die Wälder	Worte von Johann Gaudenz Freiherr von Salis-Seewis (1762–1834); Melodie von Friedrich Reichardt (1752–1814)
Winter ade!	Scheiden tut weh!	Heinrich Hoffmann von Fallersleben (1798–1874)

Weihnachten

Gruppenleiter sagt:	Teilnehmer ergänzen:	Quelle, soweit bekannt:
Alle Jahre	wieder	Worte von Wilhelm Hey (1789–1854); Melodie von Friedrich Silcher (1789–1860)
Lasst uns froh	und munter sein	volkstümlicher Text und Melodie aus dem Hunsrück
Leise rieselt	der Schnee	Text und Melodie von Eduard Ebel (1839–1905)
Süßer die Glocken	nie klingen	Text Friedrich Wilhelm Kritzinger (1816–1890); Melodie volkstümlich
Morgen, Kinder,	wird's was geben	Heinrich Hoffmann von Fallersleben (1798–1874)
Ihr Kinderlein	kommet	Worte Christoph von Schmid (1768–1854); Melodie Johann-Abraham Peter Schulz (1747–1800)
Stille Nacht,	heilige Nacht	Worte Joseph Mohr; Melodie Franz Gruber (1818)
Vom Himmel hoch,	da komm ich her	Worte und Melodie Martin Luther (1483–1546)

Liebeslieder

Gruppenleiter sagt:	Teilnehmer ergänzen:	Quelle, soweit bekannt:
Gold und Silber	lieb ich sehr	mündlich überliefert
Es waren zwei	Königskinder	mündlich überliefert
Ännchen von	Tharau	Text Simon Dach (1605–1659); Melodie Friedrich Silcher
Zogen einst fünf	wilde Schwäne	Volkslied aus Litauen
Kein Feuer,	keine Kohle	Text und Melodie aus Büsching; v. d. Hagen: „Deutsche Volkslieder" 1827

Gruppenleiter sagt:	Teilnehmer ergänzen:	Quelle, soweit bekannt:
Und in dem	Schneegebirge	aus Hoffmann von Fallersleben; Richter „Schlesische Volkslieder" 1842

Wanderlieder

Gruppenleiter sagt:	Teilnehmer ergänzen:	Quelle, soweit bekannt:
Das Wandern ist	des Müllers Lust	Worte von Wilhelm Müller (1794–1827)
Im Frühtau	zu Berge	Worte nach überlieferter Übersetzung neu gestaltet von Gustav Schulten (1897–1945); Melodie neueres schwedisches Volkslied
Muss i denn,	muss i denn	Schwäbisch bei Silcher
Wer recht in Freuden	wandern will	Worte Emanuel Geibel (1815–1884)
Auf der Lüneburger	Heide	Worte Hermann Löns (1866–1914). Achten Sie darauf: Am liebsten singen die Teilnehmer: „Bester Schatz, bester Schatz, du hast 'nen Klaps, denn du weißt es ja!"
Nun ade, du mein	lieb Heimatland	Worte August Disselhoff (1829–1903); Melodie aus Westfalen (1851)

Stimmungs- und Schunkellieder

Gruppenleiter sagt:	Teilnehmer ergänzen:	Quelle, soweit bekannt:
Hab' mein Wagen	vollgeladen	Melodie aus Holland
Froh zu sein,	bedarf es wenig	Kanon von August Mühling
Auf einem Baum	ein Kuckuck saß	aus dem Bergischen
Die Vögel wollten	Hochzeit machen	mündlich überliefert
Auf der schwäbschen	Eisenbahne	Volkslied aus Schwaben
Bolle reiste jüngst	zu Pfingsten	aus Berlin mündlich überliefert
Kennt ji all dat	nije Leid	Volkslied aus Mecklenburg
Schön ist ein	Zylinderhut	mündlich überliefert
Ich weiß nicht,	was soll es bedeuten	Fassung von Gustav Schulten

Abendlieder

Gruppenleiter sagt:	Teilnehmer ergänzen:	Quelle, soweit bekannt:
O, wie wohl ist mir	am Abend	mündlich überliefert
Der Mond ist	aufgegangen	Matthias Claudius (1740–1815)
Ade zur	guten Nacht	aus Mitteldeutschland um 1850
Kein schöner	Land	Text und Melodie von Anton Wilhelm Florentin von Zuccalmaglio (1803–1869); nach älteren Vorlagen gestaltet
Es dunkelt schon	in der Heide	aus Ostpreußen
Guter Mond,	du gehst so stille	Text und Melodie 1780; Text Heinrich Hoffmann; Melodie Christian Heinrich Rinck (1770–1846)

Beispiel

Das Lied „Guter Mond, du gehst so stille, durch die Abendwolken hin" kann auch mit Gesten begleitet werden:
***Guter** = die Wangen streicheln*
***Mond** = mit dem Finger einen großen Kreis in die Luft malen*
***du** = auf den Sitznachbarn zeigen*
***gehst** = mit den Fingern auf einen Arm langgehen*
***so** = mit den Fingern eine kleine bis große Entfernung anzeigen*
***stille** = einen Finger auf den Mund legen*
***durch** = einen Arm unter den anderen legen*
***die Abendwolken** = Arme heben und hin und her bewegen*
***hin** = mit dem Daumen Bewegung nach hinten*

Hinweise für die Praxis

Damit die alten Lieder nicht nur konsumiert werden, empfiehlt es sich, zwischendurch Pausen einzulegen. Manche Teilnehmer sind vielleicht bereit, zu erzählen, wann sie eines der Lieder zum ersten Mal gehört haben oder welche Erinnerungen sie damit verbinden. Nicht immer sind es große Geschichten; manchmal sind es auch kleine, aber lieb gewordene Erinnerungen an Rituale aus der Kindheit.

4.2 Küchenlieder

Unter Küchenliedern versteht man sentimentale Lieder, die früher oft in der Küche von der Mamsell, der Köchin oder den Dienstmädchen während der Arbeit gesungen wurden. Diese rührseligen Lieder, die von Liebe, Sehnsucht, Schmerz und Tod handeln, klingen oft schaurig-schön. Sie ähneln den Moritaten, die früher von Bänkelsängern mit Schautafeln und Drehorgeln auf Marktplätzen zum Besten gegeben wurden.

Folgende Küchenlieder sind insbesondere bei Hochbetagten, auch wenn sie desorientiert sind, sehr beliebt. Selbst ältere Damen „aus gutem Hause" können manche Strophen noch mühelos mitsingen:

- „Sabinchen war ein Frauenzimmer": Eine Moritatenparodie, die in Berlin etwa um 1840 entstand.
- „Mariechen saß weinend im Garten": Der Text stammt von dem Wiener Kammerherrn Joseph Christian Freiherr von Sedwitz aus dem Jahre 1832.
- „Eine bleiche Totenhand": Die Moritat über Heinrich, der bei seiner Neuvermählten schlief, dichtete der Degenfeldsche Hofrat Johann Friedrich im Jahre 1779.
- „Müde kehrt ein Wanderer zurück": Die traurige Geschichte der treulosen Gärtnerin stammt vermutlich von Leberecht Drewes (1816–1870), einem Hamburger Advokaten.
- „Der treue Husar" ist eine Jahrmarktsballade. Sie ist bis heute so populär geblieben, dass sie selbst der Amerikaner Louis Armstrong aufgriff und in deutscher Sprache sang. Wann diese Ballade gedichtet wurde, ist nicht zu ermitteln.
- „Lang, lang ist's her" ist eine bekannte deutschsprachige Version des sehr getragen irischen Volkslieds „Tell Me The Tales"; eine weitere deutsche Fassung hat den Titel „Sag mir das Wort, das dereinst mich hat betört ..."
- „Der Leutnant von der Garde" ist bei Hochbetagten durchaus noch gut bekannt und der Text wird aufmerksam verfolgt: Bedeutungsvoll und wissend mit einem Lächeln auf den Lippen sehen sich die Senioren meist an der Textstelle an, als der Leutnant von der Garde nach dem Maskenball dem naiven Mädchen „die Unschuld weg" nahm ... Auch die „Töchter aus vornehmen Familien" kennen oft die erotischen Verse von Küchenliedern und Schlagern.

■ **Hinweise für die Praxis**

Heute sind die Küchenlieder bei Festen und Feiern sehr beliebt. Amüsant ist es, wenn ein Leierkastenmann mit Dienstmädchen in der Kleidung von damals auftritt und die alten Lieder spielt. Bei einer normalen Gruppenstunde kann sich der Gruppenleiter mit einem Kassettenrekorder oder CD-Player behelfen und muss die Lieder dann auch nicht unbedingt anstimmen, wenn er sich unsicher fühlt.

4.3 Operetten

Unter einer Operette versteht man ein leichtes, unterhaltendes musikalisches Bühnenwerk. Es bietet neben der Musik oft auch gesprochene Dialoge, zum Teil strophenliedartige Soli und Tanzeinlagen. Operettenmelodien waren früher oft ebenso beliebt wie die Schlager, ihre Lieder wurden auf den Straßen gesungen und gepfiffen.

Es gibt eine Reihe von Operetten des 19. und 20. Jahrhunderts, die noch heute gespielt werden. Auch bei jüngeren Menschen kommen diese Melodien an. Sicherlich ist es Fernsehen und Radio zu verdanken, dass gelungene und schmissige Interpretationen dieser alten Werke dem heutigen Publikum nahe gebracht wurden, zum Beispiel durch Interpreten wie James Last, Andre Rieu oder Helmut Lotti.

Eine besondere Form von Gedächtnistraining ist es, einen Steckbrief eines Komponisten zu entwerfen und diesen von den Teilnehmern erraten lassen: Zunächst liest man sich die Biografie eines Künstlers durch. Entsprechende Lebensdaten lassen sich zum Beispiel in Musiklexika finden. Man beginnt Ereignisse zu beschreiben, die den Zuhörern oft nicht so bekannt sind. Nach und nach gibt der Gruppenleiter immer mehr Fakten preis; erst nennt er ganz allgemeine Tatsachen, später immer typischere. Die letzte Umschreibung lässt oft ahnen, um wen es sich handelt.

Beispiel

- *Gegen den Willen seines Vaters gründete er sein eigenes Orchester.*
- *Er gastierte damit in Berlin, St. Petersburg, Paris, London und den Vereinigten Staaten und wurde überall gefeiert.*
- *Er selbst galt als nervös und missmutig und er tanzte nicht.*
- *Er schrieb viele Märsche, Quadrillen, Polkas und Operetten und vor allen Dingen die Musik jenes Tanzes, der im 19. Jahrhundert in Mode kam.*
- *Von seinem Vater stammt der Radetzky-Marsch.*
- *Eine seiner Operetten wird noch heute als beliebte Silvesterdarbietung in vielen Opernhäusern aufgeführt.*

Fragen:

Wie heißt der Komponist?
Es ist Johann Strauß jun. (1825–1899).

Welcher Tanz kam im 19. Jahrhundert in Mode?
Es war der Wiener Walzer.

Welche Operette wird noch heute in großen Opernhäusern zu Silvester aufgeführt?
„Die Fledermaus".

Bevor der Steckbrief vorgetragen wird, sollte man die Teilnehmer darum bitten, die Lösung erst dann zu sagen, wenn der ganze Steckbrief vorgelesen wurde. So haben alle die Chance, den Komponisten zu erraten. Man kann die einzelnen Teilnehmer anschließend fragen, an welcher Stelle sie wussten, um wen es sich handelte.

Nach dem Vorlesen kann der Gruppenleiter einen passenden Musiktitel spielen; im Fall Strauß zum Beispiel den Fledermauswalzer „Du und Du" und den Lagunenwalzer aus „Eine Nacht in Venedig".

Beliebt sind auch Operettenmelodien anderer Komponisten; hier einige bekannte Titel:

- Marsch aus „Boccacio" (Franz von Suppé, 1819–1895)
- Ouvertüre zu „Leichte Kavallerie" (ebenfalls von Suppé)

- „Can-Can" aus „Orpheus in der Unterwelt" (Jacques Offenbach, 1842–1899)
- „Grüß euch Gott, alle miteinander" (Carl Zeller, 1842 –1898)
- „Schenkt man sich Rosen in Tirol" aus dem „Vogelhändler" (auch von Zeller)
- „Ja, so ist sie, die Dubarry" aus „Die Dubarry" (von Carl Millöcker, 1842–1899)
- „Glühwürmchen-Idyll" aus „Lysistrata" (von Paul Lincke, 1866–1946)
- „Schlösser, die im Monde liegen" aus „Frau Luna" (ebenfalls von Lincke)

Sehr beliebt sind auch Operettenmelodien des 20. Jahrhunderts, die in einer weiteren Stunde gespielt werden können:

- „Ja, das Studium der Weiber ist schwer" aus „Die lustige Witwe" (Franz Léhar, 1870–1948)
- „Immer nur lächeln" aus dem „Land des Lächelns" (auch Léhar)
- „Das Wolgalied" aus dem „Zarewitsch" (ebenfalls von Léhar)
- „Auch ich war einst ein feiner Csardaskavalier" (Emmerich Kálmán, 1882–1953)
- „Komm, Zigan" aus „Gräfin Mariza" (auch von Kálmán)
- „Es muss was Wunderbares sein, von dir geliebt zu werden" (Ralph Benatzky, 1884–1957)
- „Im Salzkammergut" und „Was kann der Sigismund dafür, dass er so schön ist" aus „Im weißen Rössl" (ebenfalls von Benatzky)
- „Der strahlende Mond" aus „Der Vetter von Dingsda" von Eduard Künnecke (1885–1953)
- „Erklingen zum Tanze die Geigen" und „Mädel aus dem schwarzen Walde" aus „Schwarzwaldmädel" von Leon Jessel (1871– 1942)
- „O, mein Papa" aus „Feuerwerk" von Paul Burkhard (geb. 1911)

Andere Variationsmöglichkeiten

Man kann auch die Melodie spielen und von den Teilnehmern erraten lassen. Vor Jahren gab es einmal eine Fernsehsendung mit dem Titel „Erkennen Sie die Melodie", die sich großer Beliebtheit erfreute. Daran kann man anknüpfen.

Eine andere Möglichkeit besteht darin, die Gruppenteilnehmer zu fragen, ob sie ein Lieblingsstück haben, das sie bei einer der nächsten Gruppenstunden gerne hören möchten.

Falls die Teilnehmer oder der Gruppenleiter die Stücke nicht in abspielbarer Form vorliegen haben; empfiehlt es sich, bei einer Musikbibliothek nachzufragen.

In der nächsten Gruppenstunde werden die Stücke vorgestellt: Nach jedem Musikstück werden zunächst die Teilnehmer befragt, die ein anderes Musikstück gewählt haben. Sie sollen sagen, wie sie dieses Stück empfunden haben und was es wohl für den anderen bedeuten könnte. Schließlich erzählt derjenige, der den Musikwunsch hatte, dazu eine Geschichte oder Begebenheit. Oft hat das Musikstück die Person ein ganzes Leben lang begleitet. Eine solche Runde bietet eine Mischung aus Musik, Lebensgeschichten und Ratespielen.

4.4 Schlager

Seit etwa 1870 gibt es Schlager. Es waren zunächst Melodien aus Operetten und Singspielen, die beim Publikum „einschlugen". Diese Schlager oder Gassenhauer wurden auf der Straße gesungen und gepfiffen.

Vielen älteren Menschen dürften die folgenden Schlager noch bekannt sein:

- „Auf der Heide blüh'n die letzten Rosen" (Melodie von Robert Stolz, Text von Bruno Balz), ein Lied aus dem Film „Herbstmanöver"
- „Wie ein Wunder kam die Liebe", (Melodie von Franz Doelle, Text von Bruno Balz), ein Walzerlied aus dem Film „Königswalzer"
- „Heut ist der schönste Tag in meinem Leben" (Melodie von Hans May; Text von und Ernst Neubach) aus dem gleichnamigen Film.
- „Schön ist die Liebe im Hafen" ist ein richtiger Walzer zum Mitschunkeln von Schachner (Melodie) und Bazant (Text).

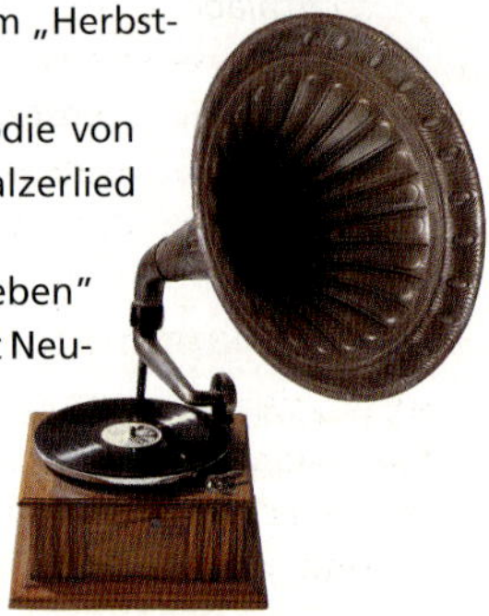

Wie man mit Schlagern Zeitgeschichtliches, Biografisches und Musikalisches miteinander verknüpfen kann, soll das folgende Beispiel zeigen. Durch geschickte Fragestellung ist dies gleichzeitig eine andere Form von Gedächtnistraining.

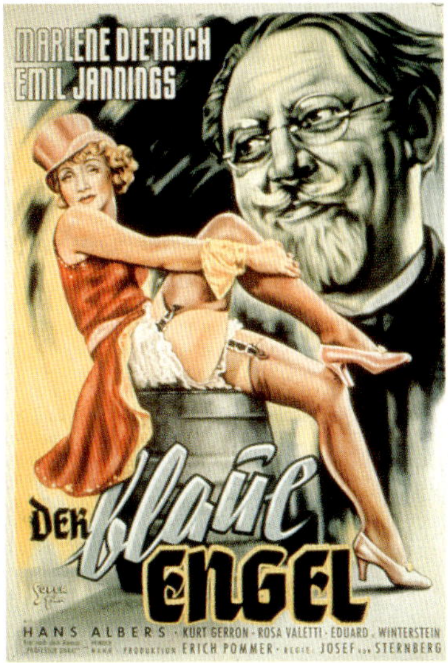

Beispiel

1943 kam der Schlager „Heimat, deine Sterne" heraus. Dieser Schlager wurde immer wieder bei den sehr beliebten Wunschkonzerten über die Volksempfänger gesendet, „im Krieg zur Erinnerung an die für Volk und Vaterland Gefallenen."

Dieser Schlager drückt die Sehnsüchte der Menschen in dieser schweren Zeit aus, sei es an der Front, sei es in der Heimat. Als dieser Schlager in einer Gruppenstunde gespielt wird, bricht Frau G. plötzlich in Tränen aus. Der Kassettenrekorder wird abgestellt. Es ist nicht einfach, die hochbetagte Dame zu beruhigen. Auf die Frage, was denn los sei, bricht es aus ihr heraus: „Ich sehe Schnee, Züge, die anhalten und Kinder werden in den Schnee geworfen."

Alte Bilder, Erinnerungen an die Flucht – wahrscheinlich aus dem Osten – wurden durch die alten Melodien wieder hervorgerufen. Erst als Frau G. sich beruhigt hatte, konnte der Schlager weitergehört werden. Schlager können aber auch regelrecht zu Ohrwürmern werden. In ei-

nem Altenpflegeheim wollten die Heimbewohner immer wieder den Titel „Mama" von dem holländischen Kinderstar Heintje hören. Die Senioren schwelgten in Erinnerungen, manche waren dabei auch regelrecht gerührt, sie begannen zu weinen und von ihrer eigenen Mutter zu erzählen.

Bei den Teilnehmern wurden in beiden Fällen Regionen des Gehirns angesprochen, die bei der Verarbeitung von Trauer, Freude und Sehnsucht beteiligt sind.

Hinweise für die Praxis

Musik öffnet das Tor zur Welt der Gefühle und ermöglicht oft auch einen Zugang zu desorientierten und niedergeschlagenen Menschen. Etwas Musikalisches sollte Bestandteil jeder Gruppenstunde sein.

Zumindest sollte ein Begrüßungs- und Abschiedslied gesungen werden; das fördert auch das Gemeinschaftsgefühl in der Gruppe. In jeder neuen Gruppe sollte man die Teilnehmer jedoch beim ersten Treffen fragen, welche Art von Musik sie am liebsten hören.

Fragen zur Vertiefung

1. Warum sind Volkslieder bei älteren Menschen so beliebt?
2. Was versteht man unter Küchenliedern?
3. Was können Schlager auslösen?
4. Was ist das Besondere an Operettenmelodien?

Zusammenfassung

- Volkslieder zu singen ist im weitesten Sinne auch eine Form von Gedächtnistraining.
- Mit Küchenliedern gelingt es, lang vergangene Zeiten in Erinnerung zu rufen; das ist zugleich ein Ansatz für Biografiearbeit.
- Operettenmelodien und Schlager eignen sich zum Mitsingen und Mitsummen. Manche sind richtige Ohrwürmer und werden häufig im Radio und Fernsehen gespielt.
- Vertraute Melodien können bei älteren Menschen starke Gefühle und Erinnerungen hervorrufen. Darauf muss der Leiter vorbereitet sein und feinfühlig reagieren.

5 Multisensorische Reize

Ziele:

Demente Menschen, so scheint es, leben oft in ihrer eigenen Welt. Wer sie erreichen will und ihre noch vorhandenen Fähigkeiten fördern möchte, sollte versuchen, sie auf unterschiedlichen Ebenen anzusprechen. Menschen mit einer Demenzerkrankung erleben gesprochene Wörter oft als flüchtig. Alltagsgegenstände und Zutaten aus der Küche hingegen, die sie selbst ansehen, anfassen, riechen oder schmecken können, wecken bei ihnen oft Erinnerungen. Auch an Lieder, Reime und Spiele aus der Kindheit können sie sich häufig noch erinnern. Dieses Wissen lässt sich in der Gruppenarbeit in vielfältiger Weise nutzen.

5.1 Gegenstände des Alltags

Sehr beliebt sind Gruppenstunden, in denen Gegenstände des Alltags von früher präsentiert werden. Das setzt allerdings voraus, dass der Gruppenleiter einiges an alten Gebrauchsgegenständen aus Haushaltsauflösungen und von Flohmärkten gesammelt hat.

Es gibt heute schon Museen, die bereit sind, alte Erinnerungsstücke auszuleihen.

Es hat sich bewährt, die Gegenstände nicht sofort sichtbar hinzulegen. Die Spannung wird erhöht, wenn man sie durch ein Tuch verdeckt und nach und nach hervorholt.

Beispiel

Gruppenstunde zum Thema „Waschtag“
Zehn Frauen im Alter von 80 bis 99 Jahren kommen an diesem Nachmittag in einem Gruppenraum zusammen.
Die Gruppenstunde beginnt mit einem Begrüßungslied, das zu einem festen Ritual geworden ist: „Seid willkommen in unserem Kreis ...“

Beim Singen im Sitzkreis fassen sich die Teilnehmerinnen an den Händen.

Die Gruppenleiterin verkündet das Motto der Stunde: Waschtag. Sie holt unter einem Tuch zwei Waschbretter hervor, die sogleich von zwei Frauen in Beschlag genommen werden. Einer der beiden fällt sofort ein altes Kinderlied ein. Sie beginnen zu singen: „Zeigt her eure Füße, zeigt her eure Schuh und sehet den fleißigen Waschfrauen zu." Die anderen Teilnehmerinnen stimmen mit ein.

Die Gruppenleiterin ermutigt sie, auch die passenden Bewegungen dazu zu machen. Die alten Damen tun so, als würden sie Wäsche auf einem Holzbrett sauber rubbeln, sie drehen die Hände, als würden sie den nassen Stoff auswringen, sie behängen eine unsichtbare Wäscheleine und tun so, als ob sie die trockenen Kleider einsprengen, um sie anschließend zu bügeln.

Alle machen engagiert mit. Das Kinderlied ist für sie Erinnerung, kein „Kinderkram".

Passend zum Thema der Stunde werden verschiedene Wäscheklammern gezeigt: Zunächst die einfachen aus Holz, dann die aus Holz und Draht, zuletzt die neueren aus Plastik.

Die Klammern machen die Runde und werden genauestens betrachtet. „Ja, das hatten wir auch ...", ist einer der am häufigsten gehörten Sätze an diesem Nachmittag. Die alten Damen erinnern sich – nicht nur an die Wäscheklammern, sondern auch daran, wie sie damals die Wäsche aufgehängt haben – ganz ordentlich und immer ganz exakt nach der Art der Stücke sortiert.

Ein alter Wäschestampfer kommt zum Vorschein, auch er macht die Runde und wird interessiert betrachtet. Die alten Frauen erzählen munter von den Vorbereitungen für den Waschtag. Zwischendurch bietet die Gruppenleiterin den Teilnehmerinnen etwas zu trinken an.

Dann taucht alte Kernseife auf, die schon recht muffig riecht. Die Damen schnuppern trotzdem interessiert daran. Eine Teilnehmerin bemerkt, dass „die Neue mit dem Lanolingeruch" viel besser riecht als das gezeigte Stück.

Erinnerungen werden wach an das kräftezehrende Waschen, das ja damals reine Handarbeit war. Klar, dass es an Waschtagen oft nur etwas Einfaches zum Mittagessen gab. Mit einem Lied hat die Gruppenstunde begonnen, mit einem anderen endet sie: „Nun müssen wir auseinander gehn ...“ – bis zur nächsten Gruppenstunde.

5.2 Reime, Lieder und Spiele aus der Kindheit

Mit einer vertrauten Gruppe kann man sich auf eine Reise in die Kindheit begeben. Erfahrungsgemäß empfinden es die dementen und hochbetagten Menschen nicht als „Kinderkram“, wenn man sich gemeinsam an die alten Kinderreime, -lieder und -spiele erinnert. Es ist erstaunlich, wie begeistert alle mitmachen.

Das folgende Stundenbild soll Ihnen Anregungen geben, wie man eine Gruppenstunde gestalten kann. Achten Sie darauf, dass während der Gruppenstunde für Abwechslung gesorgt ist. Es ist nicht empfehlenswert, alle Reime vorzulesen, dann die Lieder zu singen und schließlich die Spiele zu spielen. Dadurch kann die Gruppenstunde schnell eintönig werden; und manche Senioren fühlen sich angesichts solch starrer Programmblöcke möglicherweise auch überfordert.

Beispiel

Nach dem Begrüßungslied kündigt die Gruppenleiterin das Thema der Gruppenstunde an, die „Reise in die Kindheit“.

Zunächst liest sie die Geschichte von den „Zehn kleinen Negerlein“ vor, an die sich einige erinnern. Anschließend werden Kinderbilder herumgereicht. Einige Teilnehmerinnen erzählen von ihrer eigenen Kindheit und Begebenheiten von früher.

Im Wechsel werden unterschiedliche Kinderreime, -lieder und -spiele sowohl von den Teilnehmerinnen als auch von der Leiterin genannt. Es fällt den alten Damen nicht schwer, bei den Kinderliedern mitzusingen.

Beim Fingerspiel machen alle mit:

Das ist der Daumen,	*Daumen,*
der schüttelt die Pflaumen	*Zeigefinger,*

der hebt sie auf,	*Mittelfinger,*
der trägt sie nach Haus	*Ringfinger,*
und dieser kleine Schelm,	
der isst sie alle auf.	*kleiner Finger.*

Das ist eine gute Übung für zwischendurch, um die Beweglichkeit der Hände zu verbessern.

Immer wieder erinnert sich eine Teilnehmerin an ihre Kinder- und Jugendjahre: „Ach, die gute alte Zeit, was war die schön ...".

Eine andere Teilnehmerin erzählt, dass sie früher als Kinder schon „Hein spielt so schön auf dem Schifferklavier" gesungen hätten. Da es sich um einen Schlager der 30er-Jahre handelt, kann das in ihrem Fall nicht sein, denn sie ist 1913 geboren. Dies ist ein Beispiel dafür, dass manches sich für den dementen Menschen zeitlich verschiebt. Auf jeden Fall muss das Lied jedoch für die alte Dame sehr prägend gewesen sein.

Die Stunde schließt mit dem Lied: „Nun müssen wir auseinander gehn", wobei sich die Teilnehmerinnen wieder an den Händen festhalten.

Reime und Lieder

– ABC die Katze lief im Schnee – Auf unserer Wiese geht was – Backe, backe, Kuchen – Ein Männlein steht im Walde	Heinrich Hoffmann von Fallersleben (1798 –1874)
– Fuchs, du hast die Gans gestohlen – Grün, grün, grün sind alle meine Kleider – Häschen in der Grube	Friedrich Fröbel (1782–1852)
– Hänsel und Gretel verliefen sich im Wald – Kommt ein Vogel geflogen	Heinrich Hoffmann von Fallersleben (1798–1874)
– Maikäfer flieg – Ringelrangelrose – Ringel-Ringel-Reigen	aus „Des Knaben Wunderhorn" von Achim von Arnim (1781–1831) und Clemens Brentano (1778–1842)
– Rote Kirschen ess ich gern – Schornsteinfeger ging spazieren – Widele, wedele, hinterm Städtele	aus dem Schwäbischen

Kinderspiele

- Dreh dich nicht um, der Plumpsack geht rum
- Der goldene Wagen
- Es geht eine Zipfelmütz (mündlich überliefert)
- Dornröschen war ein schönes Kind (Worte: Margarethe Löffler)
- Es tanzt ein Bi-Ba-Butzemann (aus Thüringen)
- Ich sehe was, was ihr nicht seht
- Rirarutsch, wir fahren mit der Kutsch
- Schwesterchen, komm tanz mit mir
- Wer will fleißige Handwerker seh'n (altes Spiellied)
- Wollt ihr wissen
- Zeigt her eure Füße
- Ringlein, Ringlein, du musst wandern oder (Taler, Taler, du musst wandern)
- Und wer im Januar geboren ist

Ein bekannter Abzählreim für die Spiele lautete: „ Ich und du, Müller's Kuh, Müllers Esel das bist du" Eine Verlängerung beim Abzählen war: „Draus bist du noch lange nicht, sag mir erst, wie alt du bist".

5.3 Riechen und Schmecken

Mit einer vertrauten Gruppe lässt sich eine Stunde durchführen, in der es um das Riechen und Schmecken geht. Der Gruppenleiter sollte hierbei jedoch nicht zu hohe Erwartungen an die Gruppe stellen. Er muss wissen, dass zum Beispiel Schlaganfallpatienten manchmal kaum noch riechen und schmecken können.

Beispiel

Sieben Frauen im Alter zwischen 80 bis 99 Jahren haben sich im Gruppenraum eingefunden. Sie alle sind dement, wenn auch in unterschiedlich starker Ausprägung.

Zunächst reicht die Gruppenleiterin für jede Teilnehmerin auf einzelne Wattepads gestreut, ein schwarzes Pulver herum; es wird ge-

schnuppert und als „sehr scharf" empfunden. Schließlich kommt eine Teilnehmerin darauf: Nelken.

Fast alle Teilnehmerinnen können aber etwas dazu sagen, wo Nelken in der Küche gebraucht werden; zum Beispiel beim Einmachen von Kürbis oder Pflaumen.

Im zweiten Durchgang wird Trockenobst – Apfelscheiben, Pflaumen und Aprikosen – herumgereicht, was auch gekostet werden kann. Hier fällt es den meisten Frauen schon leichter zu erraten, was sie gerade gegessen haben.

Dies ist eine gute Gelegenheit, über Konservierungsarten zu sprechen. Da wird erzählt, wo man etwas zum Trocknen aufhing und aufbewahrte und hin und wieder als Kind etwas zum Naschen fand ...

Die Gruppenleiterin leitet nun zum Thema Weihnachtsbäckerei über: Auf Wattepads wird ein Pfefferkuchengewürz, das aus sieben Zutaten besteht, herumgereicht. Hier fällt es den Teilnehmerinnen schon schwerer, die Inhaltsstoffe zu erraten. Als dann aber Pfefferkuchen herumgereicht wird und jeder einen probieren kann, wird das von allen sehr genossen. Ein sehr intensiver Duft, nämlich der von Anis, wird sofort erraten. Die Teilnehmerinnen erzählen, in welchen Rezepten Anis verwendet wird. Etwas schwerer tun sich die Damen jedoch, Zimt zu bestimmen. Die Kostprobe Milchreis mit Zucker und Zimt schmeckt aber allen gut. Als danach eine Zimtstange gezeigt wird, wird diese sofort erkannt und erraten. Nicht ganz so leicht fällt es den Teilnehmerinnen, eine getrocknete Zitrone oder Sternanis zu bestimmen.

Einfacher ist es für sie hingegen, den Duft einer Kernseife wiederzuerkennen. Auf die Frage: „Was wurde damit gewaschen?", antworten die Damen: „Alles, sogar die Haare"; eine Dame ergänzt, dass Kernseife auch gebraucht wurde, um Flecken aus der Kleidung besser herausreiben zu können.

Der Duft von Lavendel auf Wattepads wird nicht erkannt. Die Damen erinnern sich aber, dass man Lavendelsäckchen gegen Motten in die Kleiderschränke legte. Die Nivea-Creme wird dagegen sofort von allen erraten.

Mehr Schwierigkeiten haben die meisten „4711 – Kölnisch Wasser" zu bestimmen. Nachdem die Flasche schließlich in der Runde gezeigt wurde, gibt es ein „Aha-Erlebnis". Interessant finden die Damen die Anekdote, dass der Name 4711 daher kommt, dass die Franzosen Köln besetzt hatten und dem Stammhaus der Familie Muelhens bei der ersten Kölner Häuserzählung diese Hausnummer gaben.

Der „Tosca"-Duft wird nicht erraten. „So etwas konnten wir uns nicht leisten", sagt eine 93-Jährige, „meine Mutter war Kriegerwitwe ..."

Fazit

- Nur sehr starke Düfte wurden von den meisten Teilnehmerinnen erkannt.
- Tägliche Gebrauchsgegenstände wie Kernseife und Nivea-Creme wurden sofort erraten.
- Das Thema „Riechen und Schmecken" eignet sich sehr gut zur Biografiearbeit.
- Das Probieren (Trockenobst, Pfefferkuchen und Milchreis) sorgte für Höhepunkte.
- Es wurden Erinnerungen an frühere Zeiten geweckt.
- Wenn auch nicht viel erraten wurde, so hatten die dementen Menschen doch viel Freude und erlebten Gemeinschaft.

5.4 Kochen

Beliebt ist auch das Kochen. Einmal etwas anderes essen, als das was aus der Großküche kommt. Eine Woche vorher wird in der Kochgruppe beraten, was es beim nächsten Mal geben soll. Meistens werden Eintöpfe nach altbewährten Rezepten gewünscht. Das hat auch den Vorteil, dass alle Gruppenteilnehmer bei den Vorbereitungen beteiligt werden können.

Beispiel

Graupensuppe mit

- *Bohnen,*
- *Karotten,*
- *Schnittlauch,*
- *Zwiebeln und*
- *Würstchen.*

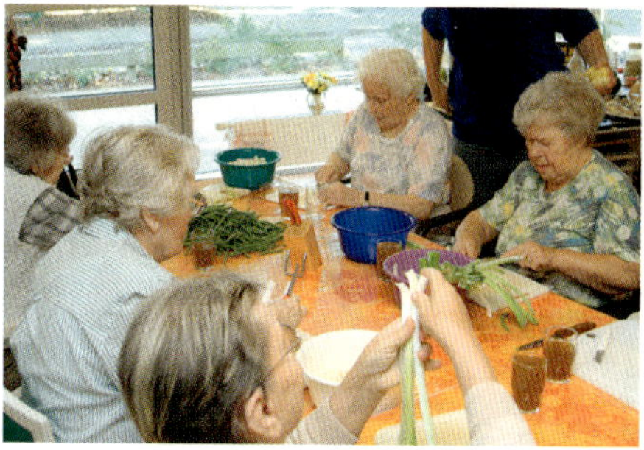

Sieben Frauen im Alter zwischen 50 und 90 Jahren haben an diesem Dienstag gut zu tun: Die vertrauten Tätigkeiten gehen ihnen leicht von der Hand – denn gelernt ist gelernt.

Zwischendurch wird gefragt: Welchen Monat wir jetzt haben. Eine Teilnehmerin behauptet, dass heute Sonntag ist.

Eine Frau mit einer rechtsseitigen Lähmung schält geschickt mit der linken Hand mit einem speziellen Messer Mohrrüben.

Die Gruppenleiterin hat die Suppe schon vorbereitet. Das geschälte Gemüse und die geschnittenen Würstchenscheiben kommen in einen großen Topf.

Während des Kochens ziehen die wohlbekannten Düfte durch den Raum. Das erinnert an früher und weckt Appetit.

Die Zwischenzeit bis zum Essen wird mit einem Würfelspiel überbrückt. Dann ist endlich die Suppe fertig und allen schmeckt sie gut. Alle sind stolz auf die gemeinsam zubereitete Mahlzeit.

Zusammenfassung

Generell kann man sagen, dass ein Wechsel der Methoden bei der Durchführung einer Gruppenstunde belebend wirkt. Insbesondere ist es bei dementen Personen hilfreich, durch unterschiedliche Sinneskanäle multisensorische Reize zu schaffen:

- sei es durch Berühren von Gegenständen des Alltags,
- das Aufsagen alter Kinderreime,
- das Singen von Kinderliedern und
- das Erinnern an Kinderspiele von früher.
- über das Riechen, Schmecken und Kochen werden die Dementen in besonderer Weise angeregt.

Fragen zur Vertiefung

1. Mit welchen Gegenständen des Alltags können Sie Ihre Gruppe so ansprechen, dass viel Biografisches von den Teilnehmern kommt?
2. Wie schaffen Sie es, dass Ihre Gruppe alte Kinderreime, -lieder und -spiele nicht von vornherein als „Kinderkram" ablehnt?
3. Worauf sollten Sie achten, wenn Sie eine Gruppenstunde zum Thema „Riechen und Schmecken" durchführen möchten?
4. Warum ist Kochen nach alten Rezepten so beliebt?

6 Spiele

Ziele:

Wer Spiele in Gruppen mit dementen Menschen einsetzt, sollte sie anhand folgender Kriterien auswählen:

- Welches Spiel fördert die Konzentration, ohne den Einzelnen zu überfordern?
- Handelt es sich um ein Spiel, welches das Zuordnungsvermögen fördert?
- Ist für den Spielverlauf eine gute Beobachtungsgabe erforderlich?
- Wird das logische Denken gefordert?
- Und nicht zuletzt: Spiele mit biografischem oder zeitgeschichtlichem Ansatz fordern das Langzeitgedächtnis und sind deshalb besonders geeignet für demente Menschen. Diese Spiele können aber nur Erinnerungen an jene Zeiten wecken, die die Teilnehmer selbst miterlebt haben. Überlegen Sie sich bei der Vorbereitung anhand des Alters Ihrer Teilnehmer, wie weit deren Erinnerungsvermögen reichen könnte.

Wichtig sind zunächst Spielmaterialien, mit denen die Teilnehmer umgehen können. Es empfehlen sich

- besonders große Spielfelder – magnetische werden bevorzugt,
- magnetische und besonders große Spielfiguren,
- speziell konzipierte Spielkarten und große Würfel.

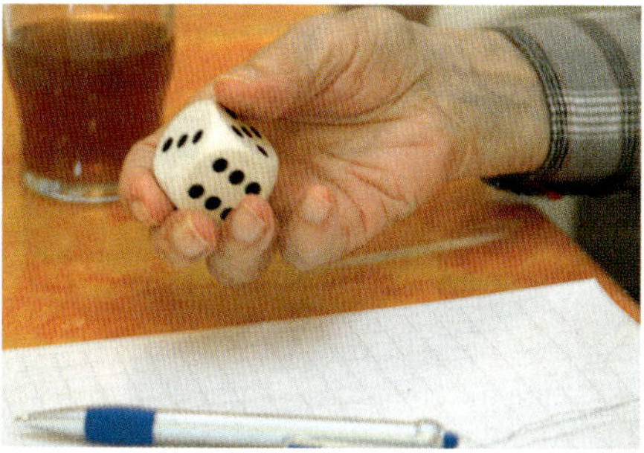

Hinweise für die Praxis

- An Vertrautes anknüpfen: Einfache Würfelspiele, Domino oder Bewegungsspiele mit Bällen, Luftballons oder bunten Tüchern sorgen bei dementen Menschen für Erfolgserlebnisse, weil sie sich nicht überfordert fühlen.
- Das Spiel darf nicht zu lange dauern. Häufige Wiederholungen bewirken, dass das Interesse am Spiel verloren geht.
- Die Gruppe sollte nicht zu groß sein – optimal sind drei bis vier Personen.
- Hilfreich ist es, wenn auch geistig rege Personen sich am Spiel beteiligen.

Das „Mensch-ärgere-Dich-nicht"-Spiel ist fast allen von früher bekannt. Menschen mit leichter Demenz können sich an die einfachen Spielregeln halten. Das Spiel hat jedoch etliche Nachteile:

- Das Spiel dauert oft zu lange. Die Teilnehmer fangen an sich zu langweilen oder werden unruhig. Es kann sein, dass einige Teilnehmer aggressiv reagierten. Das ist wiederum für die Spielatmosphäre nicht förderlich.

Dagegen gibt es auf dem Spielemarkt Spiele, bei denen es nicht um Gewinnen oder Verlieren geht. Die sogenannten „Spiele ohne Sieger" haben vielmehr das Ziel

- ins Gespräch zu kommen,
- Erinnerungen zu wecken,
- sich etwas zu erzählen,
- zu raten und
- gemeinsam zu singen.

So entsteht eine gelockerte Spielsituation und jeder freut sich auf die nächste Spielrunde.

Folgende Spiele von Petra Fiedler haben sich ebenso bewährt. Sie ist die Autorin von

- „Vertellekes", einem Erzähl- und Ratespiel.
- „Sonnenuhr", einem Kommunikationsspiel, das das Erinnerungsvermögen anregt.

- „Waldspaziergang“, das vielfältige Anregungen zum Singen, Rätseln und Erzählen enthält.

Alle Spiele können über Vincentz Network GmbH & Co. KG Bücherdienst, Schiffsgraben 43, 30175 Hannover bestellt werden.

Weitere geeignete Spiele sind:
- Das AHA-Spiel: Ein Würfelspiel mit großen Würfeln, Spielfeldern und Figuren
- Das Spiel „Haste Worte“, bei dem Begriffe erraten werden müssen.

Die Spiel-Reihe „denk mal“ gibt es mit großformatigen Abbildungen auf stabilem Karton. Erhältlich sind:
- 50 Karten „Obst und Gemüse“
- 50 Karten „Im Haushalt“
- 105 Karten „Im Alltag“
- 105 Karten „Lebensmittel“
- 96 Karten „Berufe“

Die Karten lassen sich auch gut mit auf die Pflegestation zu Bettlägerigen nehmen. Mithilfe der aussagekräftigen Abbildungen werden Wiedererkennungeseffekte erzielt; Gespräche werden ausgelöst.

Die Spiele können bei seni-on® e.K., Untertorstraße 5, 97828 Marktheidenfeld, bestellt werden.

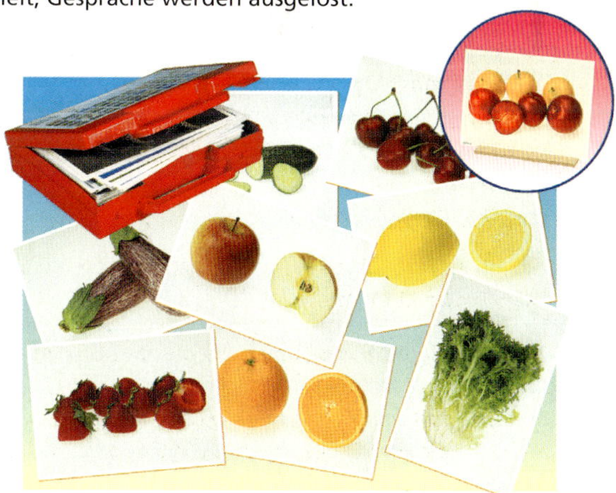

„denk mal“-Karten mit „Obst und Gemüse“

Fragen zur Vertiefung

1. Was sollte in Spielgruppen mit Dementen gefördert werden?
2. Welche Voraussetzungen sind zu beachten, wenn man mit Dementen spielt?
3. Welche Spiele eignen sich für Menschen mit leichter Demenz?

Anmerkung:

Mit Dank an Petra Fiedler und Christian Freisem

Zusammenfassung

Wer mit dementen Menschen Spiele spielt, sollte
- an Vertrautes anknüpfen,
- die Aufnahmekapazität der Teilnehmer berücksichtigen,
- in Kleingruppen spielen, weil dies effektiver ist,
- auch geistig rege Teilnehmer in das Spiel einbeziehen,
- öfters „Spiele ohne Sieger" einsetzen, weil diese eine entspannte Atmosphäre schaffen.

Literaturverzeichnis und Arbeitsmaterialien:

Kapitel 1: Umgang mit dementen Menschen

Depping, Klaus: Altersverwirrte Menschen seelsorgerlich begleiten: Hintergründe, Zugänge, Begegnungsebenen, Hannover, Lutherisches Verlagshaus, 2002.

Depping, Klaus: Leben mit dementen Menschen: Arbeitshilfe: Zehn Bausteine für die Gruppenarbeit mit pflegenden Angehörigen, zu beziehen über die Evangelische Erwachsenenbildung Niedersachsen. Landesgeschäftsstelle, Archivstr. 3, 30169 Hannover, 2006.

Vester, Frederic: Denken, Lernen, Vergessen. 18. Auflage, Deutsche Verlagsanstalt, Stuttgart 1991.

Kapitel 2: Gedächtnistraining mit dementen Menschen

Duden: Das große Buch der Zitate und Redewendungen, Mannheim, Bibliografisches Institut & F.A. Brockhaus AG, 2002.

Büchmann, Georg: Geflügelte Worte. Der neue Büchmann, München, Banermann, 2002.

Schmidt, Gisela: Gedächtnistraining für Senioren, München, Don Bosco, 2003.

Kapitel 3: Literarisches

Reiners, Ludwig (Hrsg): Der ewige Brunnen. Ein Hausbuch deutscher Dichtung, 2. Auflage, München, Verlag. C.H. Beck, 1959.

Kapitel 6: Spiele

Katalog und therapeutische Spiele und Spielmaterialien für Senioren, zu bestellen bei seni-on e.k., Untertorstr. 5, 97828 Marktheidenfeld.

Mötzing, Gisela: Beschäftigung mit alten Menschen, München, Urban & Fischer 2005.

Bildquellenverzeichnis

Bildungsverlag EINS, Troisdorf/Cornelia Kurtz, Boppard am Rhein, S. 9
INTERFOTO, München/Sammlung Rauch, S. 38, 46, 47
INTERFOTO, München/Bildarchiv Hansmann, S. 41, 53
Susanne Holzmann/MEV, S. 62
INTERFOTO, München/0000199, S. 63
Seni-on® e.K., Marktheidenfeld, S. 77

Die Fotos auf den Seiten 73 und 75 wurden freundlicherweise von unserem Autor zur Verfügung gestellt.

Sachwortverzeichnis